全国普通高等医学院校药学类专业"十三五"规划教材配套教材

药剂学实验指导

（供药学类专业用）

主　编　孟胜男　胡容峰
副主编　顾艳丽　周四元　赵永星　李见春
编　委　（以姓氏笔画为序）

王　汀（安徽医科大学）　　　　　左　岚（中国医科大学）

孙　勇（青岛大学药学院）　　　　苏　瑾（佳木斯大学药学院）

杜　倩（徐州医科大学）　　　　　李见春（蚌埠医学院）

李建伟（长治医学院）　　　　　　沈　腾（复旦大学药学院）

张平平（齐鲁医药学院）　　　　　张维芬（潍坊医学院）

罗海燕（海南医学院）　　　　　　周四元（第四军医大学）

孟胜男（中国医科大学）　　　　　赵永星（郑州大学药学院）

郝吉福（泰山医学院）　　　　　　胡容峰（安徽中医药大学）

贾永艳（河南中医药大学）　　　　顾艳丽（内蒙古医科大学）

程铁峰（河南大学药学院）

中国健康传媒集团
中国医药科技出版社

内 容 提 要

本书为全国普通高等医学院校药学类专业"十三五"规划教材《药剂学》的配套实验教材。本书以《中华人民共和国药典》（2015 年版）为标准和指导，分为 19 个实验，内容包括药物性质重要参数的测定、常用剂型以及新技术与新剂型的制备与质量控制等。这些实验的设置对学生学习和规范药剂学实验的基本操作、掌握各种剂型的处方设计方法和典型制备工艺及质量检查方法，更好地领会药剂学的新技术及新制剂等具有重要的意义。这些实验有助于增强学生对药剂学研究和探索的积极性，提高学生科学思维水平及解决实际问题的能力。

本书所选编药剂学实验相关的内容较多，但具独立性，各学校可根据本校的实际情况选择使用。本书适用于高等医学院校药学类各专业实验教学使用，也可作为药学技术人员制剂研发的参考书。

图书在版编目（CIP）数据

药剂学实验指导／孟胜男，胡容峰主编. —北京 ： 中国医药科技出版社，2016. 2

全国普通高等医学院校药学类专业"十三五"规划教材配套教材

ISBN 978-7-5067-7934-0

Ⅰ.①药… Ⅱ.①孟… ②胡… Ⅲ.①药剂学-实验-医学院校-教材 Ⅳ.①R94-33

中国版本图书馆 CIP 数据核字（2016）第 027685 号

美术编辑 陈君杞

版式设计 郭小平

出版 **中国健康传媒集团** | 中国医药科技出版社

地址 北京市海淀区文慧园北路甲 22 号

邮编 100082

电话 发行：010-62227427 邮购：010-62236938

网址 www.cmstp.com

规格 787×1092mm ¼₆

印张 5¾

字数 131 千字

版次 2016 年 2 月第 1 版

印次 2021 年 12 月第 5 次印刷

印刷 三河市百盛印装有限公司

经销 全国各地新华书店

书号 ISBN 978-7-5067-7934-0

定价 **30.00** 元

获取新书信息、投稿、为图书纠错，请扫码联系我们。

全国普通高等医学院校药学类专业"十三五"规划教材

出 版 说 明

全国普通高等医学院校药学类专业"十三五"规划教材，是在深入贯彻教育部有关教育教学改革和我国医药卫生体制改革新精神，进一步落实《国家中长期教育改革和发展规划纲要》（2010－2020年）的形势下，结合教育部的专业培养目标和全国医学院校培养应用型、创新型药学专门人才的教学实际，在教育部、国家卫生和计划生育委员会、国家食品药品监督管理总局的支持下，由中国医药科技出版社组织全国近100所高等医学院校约400位具有丰富教学经验和较高学术水平的专家教授悉心编撰而成。本套教材的编写，注重理论知识与实践应用相结合、药学与医学知识相结合，强化培养学生的实践能力和创新能力，满足行业发展的需要。

本套教材主要特点如下：

1. 强化理论与实践相结合，满足培养应用型人才需求

针对培养医药卫生行业应用型药学人才的需求，本套教材克服以往教材重理论轻实践、重化工轻医学的不足，在介绍理论知识的同时，注重引入与药品生产、质检、使用、流通等相关的"实例分析/案例解析"内容，以培养学生理论联系实际的应用能力和分析问题、解决问题的能力，并做到理论知识深入浅出、难度适宜。

2. 切合医学院校教学实际，突显教材内容的针对性和适应性

本套教材的编者分别来自全国近100所高等医学院校教学、科研、医疗一线实践经验丰富、学术水平较高的专家教授，在编写教材过程中，编者们始终坚持从全国各医学院校药学教学和人才培养需求以及药学专业就业岗位的实际要求出发，从而保证教材内容具有较强的针对性、适应性和权威性。

3. 紧跟学科发展、适应行业规范要求，具有先进性和行业特色

教材内容既紧跟学科发展，及时吸收新知识，又体现国家药品标准［《中国药典》（2015年版）］、药品管理相关法律法规及行业规范和2015年版《国家执业药师资格考试》（《大纲》、《指南》）的要求，同时做到专业课程教材内容与就业岗位的知识和能力要求相对接，满足药学教育教学适应医药卫生事业发展要求。

4. 创新编写模式，提升学习能力

在遵循"三基、五性、三特定"教材建设规律的基础上，在必设"实例分析/案例解析"

模块的同时，还引入"学习导引""知识链接""知识拓展""练习题"（"思考题"）等编写模块，以增强教材内容的指导性、可读性和趣味性，培养学生学习的自觉性和主动性，提升学生学习能力。

5. 搭建在线学习平台，丰富教学资源、促进信息化教学

本套教材在编写出版纸质教材的同时，均免费为师生搭建与纸质教材相配套的"爱慕课"在线学习平台（含数字教材、教学课件、图片、视频、动画及练习题等），使教学资源更加丰富和多样化、立体化，更好地满足在线教学信息发布、师生答疑互动及学生在线测试等教学需求，提升教学管理水平，促进学生自主学习，为提高教育教学水平和质量提供支撑。

本套教材共计29门理论课程的主干教材和9门配套的实验指导教材，将于2016年1月由中国医药科技出版社出版发行。主要供全国普通高等医学院校药学类专业教学使用，也可供医药行业从业人员学习参考。

编写出版本套高质量的教材，得到了全国知名药学专家的精心指导，以及各有关院校领导和编者的大力支持，在此一并表示衷心感谢。希望本套教材的出版，将会受到广大师生的欢迎，对促进我国普通高等医学院校药学类专业教育教学改革和药学类专业人才培养作出积极贡献。希望广大师生在教学中积极使用本套教材，并提出宝贵意见，以便修订完善，共同打造精品教材。

中国医药科技出版社
2016 年 1 月

全国普通高等医学院校药学类专业"十三五"规划教材
书　目

序号	教材名称	主编	ISBN
1	高等数学	艾国平　李宗学	978 – 7 – 5067 – 7894 – 7
2	物理学	章新友　白翠珍	978 – 7 – 5067 – 7902 – 9
3	物理化学	高　静　马丽英	978 – 7 – 5067 – 7903 – 6
4	无机化学	刘　君　张爱平	978 – 7 – 5067 – 7904 – 3
5	分析化学	高金波　吴　红	978 – 7 – 5067 – 7905 – 0
6	仪器分析	吕玉光	978 – 7 – 5067 – 7890 – 9
7	有机化学	赵正保　项光亚	978 – 7 – 5067 – 7906 – 7
8	人体解剖生理学	李富德　梅仁彪	978 – 7 – 5067 – 7895 – 4
9	微生物学与免疫学	张雄鹰	978 – 7 – 5067 – 7897 – 8
10	临床医学概论	高明奇　尹忠诚	978 – 7 – 5067 – 7898 – 5
11	生物化学	杨　红　郑晓珂	978 – 7 – 5067 – 7899 – 2
12	药理学	魏敏杰　周　红	978 – 7 – 5067 – 7900 – 5
13	临床药物治疗学	曹　霞　陈美娟	978 – 7 – 5067 – 7901 – 2
14	临床药理学	印晓星　张庆柱	978 – 7 – 5067 – 7889 – 3
15	药物毒理学	宋丽华	978 – 7 – 5067 – 7891 – 6
16	天然药物化学	阮汉利　张　宇	978 – 7 – 5067 – 7908 – 1
17	药物化学	孟繁浩　李柱来	978 – 7 – 5067 – 7907 – 4
18	药物分析	张振秋　马　宁	978 – 7 – 5067 – 7896 – 1
19	药用植物学	董诚明　王丽红	978 – 7 – 5067 – 7860 – 2
20	生药学	张东方　税丕先	978 – 7 – 5067 – 7861 – 9
21	药剂学	孟胜男　胡容峰	978 – 7 – 5067 – 7881 – 7
22	生物药剂学与药物动力学	张淑秋　王建新	978 – 7 – 5067 – 7882 – 4
23	药物制剂设备	王　沛	978 – 7 – 5067 – 7893 – 0
24	中医药学概要	周　晔　张金莲	978 – 7 – 5067 – 7883 – 1
25	药事管理学	田　侃　吕雄文	978 – 7 – 5067 – 7884 – 8
26	药物设计学	姜凤超	978 – 7 – 5067 – 7885 – 5
27	生物技术制药	冯美卿	978 – 7 – 5067 – 7886 – 2
28	波谱解析技术的应用	冯卫生	978 – 7 – 5067 – 7887 – 9
29	药学服务实务	许杜娟	978 – 7 – 5067 – 7888 – 6

注：29 门主干教材均配套有中国医药科技出版社"爱慕课"在线学习平台。

全国普通高等医学院校药学类专业"十三五"规划教材
配套教材书目

序号	教材名称	主编	ISBN
1	物理化学实验指导	高 静 马丽英	978 - 7 - 5067 - 8006 - 3
2	分析化学实验指导	高金波 吴 红	978 - 7 - 5067 - 7933 - 3
3	生物化学实验指导	杨 红	978 - 7 - 5067 - 7929 - 6
4	药理学实验指导	周 红 魏敏杰	978 - 7 - 5067 - 7931 - 9
5	药物化学实验指导	李柱来 孟繁浩	978 - 7 - 5067 - 7928 - 9
6	药物分析实验指导	张振秋 马 宁	978 - 7 - 5067 - 7927 - 2
7	仪器分析实验指导	余邦良	978 - 7 - 5067 - 7932 - 6
8	生药学实验指导	张东方 税丕先	978 - 7 - 5067 - 7930 - 2
9	药剂学实验指导	孟胜男 胡容峰	978 - 7 - 5067 - 7934 - 0

前言
PREFACE

药剂学实验是药学专业课程的重要组成部分，对巩固药剂学课程理论知识，培养学生实际操作、独立分析和解决问题的能力具有重要意义。

本书是全国普通高等医学院校药学类专业"十三五"规划教材《药剂学》的配套用书。本书以《中华人民共和国药典》（2015 年版）为标准和指导，编写了 19 个实验。这些实验内容包括药物性质重要参数的测定、药剂学的常用剂型以及新技术与新剂型制备与质量控制等。这些实验的设置对学生学习和掌握药剂学的规范性基本操作、各种剂型的处方设计方法及典型制备工艺、药典规定的检测方法、更好地领会药剂学的新技术及新制剂等具有重要的意义。这些实验帮助学生在获得药剂学知识和技术的同时，增强学生对药剂学研究和探索的积极性，提高学生科学思维水平及解决实际问题的能力。

本书每一实验项下设有实验目的和要求、实验原理、仪器和试剂、实验内容、实验结果与讨论、注意事项、思考题等内容。整体内容合理安排、细心揣摩，力求具有良好的实用性、可操作性和启发性。

本书适用于高等医学院校药学类各专业实验教学使用，也可作为药学人员药物制剂开发和研制的参考书。

由于编者的水平和经验有限，书中难免有不足之处，敬请同仁读者批评指正。

编者
2015 年 10 月

目 录
CONTENTS

实验一　药物的溶解度与油水分配系数的测定

一、实验目的和要求

1. 掌握药物平衡溶解度的测定方法。
2. 掌握药物油水分配系数的测定方法。

二、实验原理

溶解度（solubility）是指在一定温度下，药物溶解在一定量溶剂中达到饱和时溶解的最大量，以字母 S 表示，单位通常用"g/100g 或 g/100ml"。药物溶解度分为特性溶解度和平衡溶解度。特性溶解度是指不含任何杂质的药物，溶解后不发生解离或缔合，也不发生相互作用时所形成的饱和溶液的浓度。但是，在实际测定中要完全排除药物解离、溶剂缔合和相互作用是很难做到的，所以药物的溶解度测定多是平衡溶解度。平衡溶解度受到固体药物晶型、溶液体系的 pH、溶剂性质、同离子效应等因素的影响。

油/水分配系数（partition coefficient, P）是指化合物在油相和水相间达到平衡时的浓度比值。药物在体内的溶解、吸收、分布、转运与药物的水溶性和脂溶性有关，即和油/水分配系数有关。在测定油/水分配系数时，可选作油相的溶剂很多，如正辛醇、三氯甲烷、正己烷等。其中正辛醇的溶解度参数 $\delta = 21.07$（J/cm^3）$^{1/2}$，与细胞类脂膜的溶解度参数 $\delta = （21.07 \pm 0.82）$（$J/cm^3$）$^{1/2}$ 接近，被认为是一种良好的生物膜模拟系统，被广泛应用。

药物表观油/水分配系数（P）的数学表达式为：

$$P = C_{油}/C_{水} \tag{1-1}$$

式中，$C_{油}$ 为油相中药物的浓度；$C_{水}$ 为水相中药物的浓度。P 值越大，说明该物质越亲油，反之，越小，则越亲水。式（1-1）适用于在油、水两相中不发生解离和缔合药物，称为该药物的特性分配系数，而一般实际测得的分配系数为表观油/水分配系数。

三、仪器和试剂

1. 仪器　高效液相色谱仪、分析天平、量筒、具塞试管、分液漏斗、空气浴恒温振荡器、高速台式离心机、pH 计、数控超声仪、烧杯、量瓶、移液管等。

2. 试剂　重蒸水、正辛醇、磷酸、磷酸氢二钠、磷酸二氢钾、磷酸氢二钾、双氯芬酸钠等。

四、实验内容

（一）双氯芬酸钠标准曲线的制备

精密称取干燥至恒重的双氯芬酸钠对照品 12.5mg，置 50ml 量瓶中，用水溶解并稀释至刻度，摇匀，得到质量浓度为 250μg/ml 的储备液。分别移取此储备液 0.2、0.5、1.0、2.0、3.0、4.0ml，置于 25ml 量瓶中，用水稀释至刻度，摇匀，制得 2、5、10、20、30、40μg/ml 系列浓度的双氯芬酸钠标准溶液，分别取上述不同浓度的双氯芬酸钠溶液用高效液相色谱仪进行测定，检测波长为 276nm，以峰面积（A）为纵坐标，质量浓度（C，μg/ml）为横坐标进行线性回归得标准曲线方程。

（二）平衡溶解度的测定

取生理盐水、蒸馏水及 pH 6.8、7.0、7.4、7.8、8.0 的磷酸盐缓冲溶液各 10ml 于具塞试管中，分别加入过量的双氯芬酸钠制成过饱和溶液，超声 0.5 小时，将溶液置 32℃±1℃ 恒温振荡器中，恒温振荡，72 小时后离心取上清液，0.45μm 微孔滤膜滤过，取 0.5ml 续滤液于 50ml 容量瓶中，用水稀释至刻度，摇匀，高效液相法测定浓度，根据回归方程计算药物在各种介质中的平衡溶解度。

（三）表观油/水分配系数的测定

1. 水饱和的正辛醇溶液与正辛醇饱和的水溶液（或 pH 6.8、7.0、7.4、7.8、8.0 的磷酸缓冲溶液）配制 将 150ml 水（或 pH 6.8、7.0、7.4、7.8、8.0 的磷酸缓冲溶液）和 150ml 正辛醇混合，置 500ml 分液漏斗充分摇匀，再静置过夜，下层是正辛醇的饱和水溶液（或 pH 6.8、7.0、7.4、7.8、8.0 的磷酸缓冲溶液），上层是水的饱和正辛醇溶液。

2. 表观油/水分配系数的测定 取适量双氯芬酸钠溶于水饱和的正辛醇溶液中，制成双氯芬酸钠的饱和正辛醇溶液，并测定其浓度（C_0）。精密量取该饱和溶液 5ml 共 6 份分别置于具塞试管中，并分别加入正辛醇饱和的水溶液、正辛醇饱和的 pH 6.8、7.0、7.4、7.8、8.0 的磷酸缓冲溶液 5ml 后，超声后放入恒温振荡器中，恒温振荡，保持温度 32℃±1℃，72 小时后分离，取下层水相适量用甲醇稀释并定容，摇匀，0.45μm 微孔滤膜过滤，取续滤液，高效液相色谱法测定药物在水相中浓度（$C_水$），而 $C_油=C_0-C_水$，按照式（1-1）计算表观油/水分配系数 P，$C_油$ 为平衡后油相中药物的浓度，$C_水$ 为平衡后水相中药物的浓度，C_0 为油相中药物的初始浓度。

五、实验结果与讨论

1. 将不同介质的双氯芬酸钠平衡溶解度测定结果填入表 1-1，并讨论。

表 1-1 双氯芬酸钠在不同介质中的平衡溶解度

介 质	溶解度（mg/100ml）
蒸馏水	
生理盐水	
pH 6.8 磷酸盐缓冲液	
pH 7.0 磷酸盐缓冲液	
pH 7.4 磷酸盐缓冲液	
pH 7.8 磷酸盐缓冲液	
pH 8.0 磷酸盐缓冲液	

2. 将不同分配体系中的双氯芬酸钠表观油/水分配系数测定结果填入表1-2，并讨论。

表1-2　双氯芬酸钠在不同分配体系中的表观油/水分配系数

分配体系	pH	$C_油$（mg/ml）	$C_水$（mg/ml）	P
正辛醇-水				
正辛醇-磷酸盐缓冲液	6.8			
正辛醇-磷酸盐缓冲液	7.0			
正辛醇-磷酸盐缓冲液	7.4			
正辛醇-磷酸盐缓冲液	7.8			
正辛醇-磷酸盐缓冲液	8.0			

六、注意事项

1. 药物的称量和量取中，固体药物常以克为单位，根据药物量的大小，选用不同的天平称量。液体药物常以毫升为单位，选用不同的量杯或量筒进行量取。用量少的液体药物，也可采用滴管计滴数量取（标准滴管在20℃时，1ml蒸馏水应为20滴，其重量误差在±0.10g之间），量取液体药物后，应用少量蒸馏水洗涤器具，洗液合并于容器中，以减少药物的损失。

2. 测定平衡溶解度时，在具塞试管中加入适量溶剂后，取过量的药物加入其中，过量的药物以管壁上挂有不溶解的药物为止，之后超声使药物不再溶解。

3. 测定平衡溶解度时，需至少振摇24小时，目的是使其达到平衡，使药物处于饱和状态，而后将混悬液高速离心，取上清液过0.45μm微孔滤膜，取续滤液进样。

4. 配制水饱和的正辛醇溶液和正辛醇饱和的水及各缓冲溶液时，在分液漏斗中将等量水与正辛醇混合，反复振摇，充分摇匀，再静置过夜待其分层，下层是正辛醇饱和水溶液，上层就是水饱和正辛醇溶液。同理得到正辛醇饱和的各缓冲溶液。

5. 测定油/水分配系数时，同样需振摇至少24小时使其达到平衡后将混悬液高速离心，之后取下层水相过0.45μm微孔滤膜，取续滤液进样。

6. 取续滤液进样时，若本身设定续滤液超出线性范围，则续滤液用流动相稀释一定的倍数后再进样。

七、思考题

1. 增加药物溶解度的方法主要有哪些？请举例说明。

2. 测定药物油/水分配系数时，除采用正辛醇-水体系进行测定外，是否可以采用其他体系进行测定？请举例说明。

3. 药物溶解度及其油/水分配系数的测定对于药物的剂型开发与吸收代谢方面能够提供哪些指导意义？请举例说明。

4. 药物的溶解度及其油/水分配系数除用实验的方法进行测定外，是否可以通过其他方式获取其理化性质的数据？请举例说明。

（胡容峰）

实验二　维生素 C 注射液的稳定性考察

一、实验目的和要求

1. 掌握使用恒温加速试验法进行维生素 C 注射液有效期预测的方法。
2. 了解使用化学动力学方法进行注射剂稳定性预测的原理。

二、实验原理

维生素 C 的分子结构中因含有易被氧化的烯二醇基而极不稳定，其降解反应为一级反应。影响维生素 C 注射液稳定性的因素主要为空气中的氧、金属离子、pH、温度和光线等。在室温时药物降解较慢，故常用加速试验法研究其稳定性，即在较高的温度下观察药物的理化性质的变化，对于注射液一般选择药物含量、颜色、澄明度、pH 等项目为稳定性监测指标，本实验以药物含量变化为观察指标。本实验采用碘量法测定药物含量，维生素 C 可与碘液发生氧化还原定量反应。

维生素 C 的氧化降解，实验证实为一级反应，浓度与时间的关系符合：

$$\lg C_t = -\frac{kt}{2.303} + \lg C_0 \tag{2-1}$$

式中，C_t 为维生素 C 在 t 时刻的浓度；C_0 为初浓度，由式（2-1）的斜率可求出速度常数 k。

反应速度常数 k 与绝对温度之间的关系，可用 Arrhenius 公式表示：

$$\lg k = -\frac{E}{2.303RT} + \lg A \tag{2-2}$$

式中，k 为反应速率常数；R 为摩尔气体常量；T 为热力学温度；E 为表观活化能；A 为频率因子。

以 $\lg k$ 对 $1/T$ 进行回归，便可求得直线的斜率与截距，从而求出活化能 E 与频率因子 A。再将 E 与 A 代入式（2-2）便可求出室温下的 k 值，将此 k 值代入式（2-1）便可计算贮存期或有效期 $t_{0.9}$（$t_{0.9} = 0.1054/k_{25}$）。

三、仪器和试剂

1. **仪器**　恒温水浴箱、碘量瓶、移液管、滴定管等。
2. **试剂**　维生素 C 注射液（2ml：0.25g）、0.05mol/L 碘液、丙酮、稀醋酸、淀粉指示剂等。

四、实验内容

(一) 加速试验

1. 试验温度和取样间隔时间 试验温度为 70、80、90、100℃。取样间隔时间分别是 70℃时 24 小时、80℃时 12 小时、90℃时 6 小时、100℃时 3 小时。

2. 试验方法 在不同温度的恒温水浴箱中分别放置用纱布包好的维生素 C 注射液（2ml：0.25g）5 支。当注射液与水浴温度相同时，立即取样 5 支安瓿（设为零时间样品），并计时，然后根据规定间隔时间取样，用冰浴冷却后，立即测定或存于冰箱待测。

(二) 含量测定

把每次取样的 5 支维生素 C 注射液混合均匀，精密量取 1ml 置于 100ml 碘量瓶中，加 15ml 纯化水和 2ml 丙酮，摇匀并放置 5 分钟后，加 4ml 稀醋酸和 1ml 淀粉指示液，用 0.05mol/L 碘液滴定至溶液显蓝色并保持 30 秒不褪色。将每次滴定时消耗碘液的毫升数 V 记录在表中。（0.05mol/L 碘液每 1ml 相当于 8.806mg 的维生素 C）。

五、实验结果与讨论

1. 记录原始数据 在表中记录每次所测维生素 C 的含量 V（即碘液消耗的毫升数），设零时间碘液消耗的毫升数 V_0（初始浓度）为 100% 相对浓度，其他时间点碘液消耗的毫升数 V 与其比较，即得各自的相对浓度 C_r（%），计算方法如下式：

$$C_r (\%) = V/V_0 \times 100\% \tag{2-3}$$

在表 2-1 中记录不同温度条件下不同时间的 C_r（%）、$\lg C_r$。

2. 计算反应速度常数 k

（1）各实验温度条件下，作 $\lg C_r - t$ 图。

（2）根据式（2-1），用 $\lg C_r$ 代替 $\lg C$ 对 t 进行线性回归得直线方程，从直线的斜率可求出各实验温度下的反应速度常数 k，并记入表 2-1 中。

3. 预测室温时的有效期

（1）将各实验温度的绝对温度值及其 k 值记入表 2-2 中，并以 $\lg k$ 为纵坐标，以 $(1/T) \times 10^3$ 为横坐标作图。

（2）根据式（2-2），用 $\lg k$ 对 $(1/T) \times 10^3$ 求回归直线方程，并由斜率求得反应活化能 E，由截距求得频率因子 A。

（3）把室温（25℃）的绝对温度的倒数值代入上述回归方程中，可求得此时的反应速度常数 k_{25}。再按公式 $t_{0.9} = 0.1054/k_{25}$，则可计算出维生素 C 注射液在室温（25℃）时的有效期。

表 2-1 维生素 C 注射液稳定性试验原始数据

温度（℃）	取样时间（h）	V（ml）	C_r（%）	$\lg C_r$
	0			
	24			
70	48			
	72			
	96			

续表

温度（℃）	取样时间（h）	V（ml）	C_r（%）	$\lg C_r$
80	0			
	12			
	24			
	36			
	48			
90	0			
	6			
	12			
	18			
	24			
100	0			
	3			
	6			
	9			
	12			

表 2-2　各试验温度下的反应速度常数

T（K）	$(1/T) \times 10^3$	k（1/h）	$\lg k$
343			
353			
363			
373			

六、注意事项

1. 实验温度应不少于 4 个，以提高有效期预测结果的准确性。同时，由于低温时维生素 C 注射液降解较慢，故取样间隔时间在低温时较长，在高温时较短，取样点宜为 4~5 个。

2. 应使用同批号的维生素 C 注射液进行实验。

3. 测定过程中所用碘液的浓度如果保持一致（同一瓶碘液），则碘液的浓度不用精确标定，否则就要精确标定，维生素 C 注射液含量也不需计算，只需比较每次碘液消耗的毫升数。

4. 维生素 C 注射液中所含的抗氧剂亚硫酸氢钠的还原性比烯二醇基更强，因此能先和碘发生反应，从而影响维生素 C 的含量测定。丙酮能与亚硫酸氢钠反应，因此可防止这种影响。

5. 碱性条件下，维生素 C 更易被氧化，故加入一定量的醋酸保持酸度，以减少碘以外的其他氧化剂的影响。

七、思考题

1. 试述药物制剂稳定性的研究范围。

2. 经典恒温试验应注意哪些问题？

3. 药物制剂的实际有效期应如何确定？

（李建伟）

实验三　溶液型液体制剂的制备

一、实验目的和要求

1. 掌握溶液型液体制剂的制备方法。
2. 熟悉液体制剂制备过程中的各项基本操作。
3. 了解液体制剂中常用的附加剂的用途及使用方法。

二、实验原理

（一）溶液型液体制剂

溶液型液体制剂（liquid pharmaceutical preparation）是指药物以分子或离子状态溶解于适当溶剂中制成的液体制剂。溶液型液体制剂是一种均一的真溶液，外观澄明，可供内服和外用。常用的分散介质是水、乙醇、丙二醇、甘油等。

溶液型液体制剂分为低分子溶液剂和高分子溶液剂。前者指小分子药物的真溶液，包括溶液剂、芳香水剂、糖浆剂、甘油剂等；后者是高分子化合物的真溶液。

（二）溶液型液体制剂的制备方法

低分子溶液剂的制备方法主要有溶解法和稀释法。其中溶解法较为常用，一般制备步骤包括称量、溶解、混合、过滤、加分散介质至全量。

高分子溶液的制备方法与低分子溶液剂类似，但高分子溶解时首先要经过溶胀过程，将高分子药物撒布于水面上，水分子渗入到高分子结构的空隙中，使其自然膨胀，然后再搅拌或加热使高分子最终溶解。

在配液时，一般先取处方溶液量的 1/2 ~ 1/3，可先加入复合溶剂、助溶剂或稳定剂等，再加入药物。难溶性药物应先加入，易溶性药物、液体药物及挥发性药物后加入。当酊剂与水溶液混合时，加入速度要慢，并且应边加边搅拌，以防止酊剂中的物质析出。

为加速溶解，可先将药物研细，必要时采用搅拌或加热的方式。但对热不稳定的药物不宜采用此方法。

成品应进行质量检查，质量检测的项目一般包括外观、色泽、pH、含量等。质量检查合格后选用洁净容器包装，并贴上标签，注明用法与用量。

三、仪器和试剂

1. 仪器　烧杯、量筒、量瓶、广口瓶、水浴锅、天平、玻璃棒、脱脂棉、漏斗、吸管、洗耳球、滴定管等。

2. 试剂　蒸馏水、碘、碘化钾、硫代硫酸钠溶液（0.1mol/L）、醋酸、硝酸银（0.1mol/L）、蔗糖、硫酸亚铁、稀盐酸、薄荷油、滑石粉、胃蛋白酶、羧甲基纤维素钠、甘油、羟苯乙酯乙醇溶液（5%）、香精。

四、实验内容

（一）低分子溶液剂

1. 复方碘溶液的制备

（1）处方

碘	5g
碘化钾	10g
蒸馏水	加至100ml

（2）制备　取处方量碘化钾于烧杯中，加蒸馏水适量（约为碘化钾量的0.8~1倍），配成浓溶液，再加入处方量碘，搅拌使溶解，最后加适量蒸馏水至全量，即得。

（3）含量测定

1）碘含量的测定　精密量取20ml本品，置50ml量瓶中，加水稀释至刻度，摇匀；精密量取10ml稀释液，置具塞锥形瓶中，加1滴醋酸，用硫代硫酸钠滴定液（0.1mol/L）滴定，至溶液无色，记录消耗硫代硫酸钠溶液的体积，计算碘的含量。每1ml的硫代硫酸钠滴定液（0.1mol/L）相当于12.69mg的碘。

2）碘化钾含量的测定　取上述滴定后的溶液，加2ml醋酸与0.5ml曙红钠指示液，用硝酸银滴定液（0.1mol/L）滴定，至沉淀由黄色转变为玫瑰红色，将消耗硝酸银滴定液（0.1mol/L）的毫升数减去上述消耗硫代硫酸钠滴定液（0.1mol/L）的毫升数后，计算碘化钾的含量。每1ml的硝酸银滴定液（0.1mol/L）相当于16.60mg的碘化钾。

（4）质量检查　观察复方碘溶液的外观与性状。

（5）注解　①为使碘能迅速溶解，宜先将碘化钾用适量蒸馏水配制成浓溶液，然后再加入碘溶解；②碘具有腐蚀性，勿接触皮肤与黏膜；③为保持稳定，碘溶液宜保存在密闭棕色玻璃瓶中，且不得直接与木塞、橡胶塞、金属塞接触；④碘在水中溶解度小（1∶2950），加入碘化钾作助溶剂，可有效提高碘的溶解度，同时使碘稳定不易挥发，并减少其刺激性。

2. 硫酸亚铁糖浆的制备

（1）处方

硫酸亚铁	2.0g
稀盐酸	1.5ml
单糖浆	80ml
香精	适量

（2）制备　①量取45ml蒸馏水，煮沸，加入85g蔗糖，搅拌溶解后，继续加热至100℃，趁热用脱脂棉过滤，在滤器脱脂棉上继续添加热水滤过，使滤液冷至室温时为100ml，搅匀，即得单糖浆。②量取约15ml蒸馏水，加入处方量的硫酸亚铁、稀盐酸，搅拌使其溶解，溶解后过滤。滤液中加入80ml单糖浆，搅拌均匀，加入1滴香精，补加蒸馏水至100ml，混匀，即得。

（3）质量检查　观察成品的外观与性状，测定溶液的pH。

（4）注解　硫酸亚铁在低pH下能加快溶解，且二价铁离子态有利于机体对铁的吸收。此外，硫酸亚铁在水中易氧化，加入稀盐酸使溶液成酸性，能促使蔗糖转化成果糖和葡萄糖，具有还原性，防止硫酸亚铁的氧化。

3. 薄荷水的制备

（1）处方

薄荷油	0.2ml
滑石粉	0.1g
蒸馏水	加至 100ml

（2）制备　精密量取 0.2ml 薄荷油，称取 0.1g 滑石粉，在研钵中研匀，移至带盖的广口瓶中，向瓶中加入 100ml 蒸馏水，加盖，用力振摇 15 分钟后静置，滤过至澄明，再由滤器上添加适量蒸馏水，使成 100ml，即得薄荷水。

（3）质量检查　检查所制备薄荷水的 pH、臭味。

（4）注解　薄荷油是一种挥发油，可以吸附在分散剂滑石粉的表面，增加挥发油与水的接触，因而更易形成饱和溶液。本品为薄荷油的饱和水溶液，其浓度为 0.05%（V/V），为保证形成的是饱和溶液，处方中薄荷油的量为溶解量的 4 倍，多余的薄荷油会被滑石粉吸附除去。

（二）高分子溶液剂

1. 胃蛋白酶合剂的制备

（1）处方

胃蛋白酶（1：3000 以上）	2.0g
稀盐酸	1.5ml
甘油	20ml
蒸馏水	加至 100ml

（2）制备　取处方量稀盐酸与约 2/3 处方量的蒸馏水混合后，将处方量胃蛋白酶撒在液面，静止一段时间，使其膨胀溶解，必要时轻加搅拌。加 20ml 甘油混匀，并补加蒸馏水至全量，混匀，即得。

（3）质量检查　检测所制备胃蛋白酶合剂的 pH、外观形状等。

（4）注解　①本品不能用热水配制（或加热），不宜剧烈搅拌，以免影响胃蛋白酶活力，宜新鲜配制；②本品不宜过滤，如必须过滤时，滤材需先用相同浓度的稀盐酸润湿，以饱和滤材表面电荷，以消除对胃蛋白酶的影响，然后再过滤。

2. 羧甲基纤维素钠胶浆的制备

（1）处方

羧甲基纤维素钠	2.5g
甘油	30ml
羟苯乙酯乙醇溶液（5%）	3ml
香精	适量
蒸馏水	加至 100ml

（2）制备　取 2.5g 羧甲基纤维素钠分次加入适量热纯化水中，轻加搅拌与静止交互操作使其溶解，然后加入 30ml 甘油、3ml 羟苯乙酯乙醇溶液（5%）、2 滴香精，最后加蒸馏水至全量，搅拌均匀，即得。

（3）质量检查　检查所制备的羧甲基纤维素钠胶浆的外观形态。

（4）注解　①羧甲基纤维素钠为白色纤维状粉末或颗粒。无臭，在冷、热水中均能溶解，但在冷水中溶解缓慢，不溶于一般有机溶剂；②羧甲基纤维素钠遇阳离子型药物及碱土金属、重金属盐能发生沉淀，因此不能采用季铵类和汞类防腐剂；③甘油可起保湿、增稠和润滑作用。

五、实验结果与讨论

1. **复方碘溶液**　计算碘和碘化钾的含量。描述成品外观性状，记录于表 3-1 中。
2. **硫酸亚铁糖浆**　描述成品外观性状、测定 pH，记录于表 3-1 中。
3. **薄荷水**　描述成品外观性状、测定 pH，记录于表 3-1 中。
4. **胃蛋白酶合剂**　描述成品外观性状、测定 pH，记录于表 3-1 中。
5. **羧甲基纤维素钠胶浆**　描述成品外观性状，记录于表 3-1 中。

表 3-1　溶液型液体制剂质量检查结果

制　剂	外观性状	pH
复方碘溶液		
硫酸亚铁糖浆		
薄荷水		
胃蛋白酶合剂		
羧甲基纤维素钠胶浆		

六、注意事项

1. 配制单糖浆时，蔗糖溶解后继续加热至 100℃，保持此温度的时间不宜过久，以免引起过多的蔗糖发生转化，使糖浆颜色加深呈棕色。糖浆过滤时要趁热滤过，用脱脂棉过滤速度较慢，可用多层纱布过滤，接触面大而滤速快。

2. 在制备薄荷水时，滑石粉应与薄荷油充分研匀，以利于加速溶解过程。滑石粉在薄荷水的制备过程中作为分散剂、吸附剂，在滤过过程中作为助滤剂。

七、思考题

1. 复方碘口服溶液中碘有刺激性，口服时应作何处理？
2. 配制糖浆剂有哪些方法？各有何特点？
3. 制备薄荷水时加入滑石粉的目的是什么？预制得澄清液体的关键操作是什么？
4. 分析羧甲基纤维素钠胶浆处方中各组分的作用。

（张平平）

实验四　混悬剂的制备

一、实验目的和要求

1. 掌握混悬剂的制备方法。
2. 掌握混悬剂的质量评定方法。
3. 熟悉混悬剂中附加剂的应用。

二、实验原理

混悬剂（suspensions）系指难溶性固体药物以微粒状态分散在分散介质中形成的非均相液体制剂。凡难溶性药物需要制成液体制剂供临床应用时，药物的剂量超过了溶解度而不能以溶液剂的形式应用时，都可以考虑制成混悬剂。但剧毒药物或剂量小的药物不宜制成混悬剂。

混悬剂微粒分散度高，属于热力学不稳定体系；且混悬剂中的微粒受重力作用产生沉降，属于动力学不稳定体系。为了提高混悬剂的物理稳定性，常加入助悬剂、润湿剂、絮凝剂与反絮凝剂等稳定剂。助悬剂（如纤维素衍生物）可增加分散介质的黏度，降低微粒的沉降速度，制成稳定的混悬剂。助悬剂的用量不宜过大，否则将影响药物的倾倒和涂布。润湿剂可改善疏水性药物微粒被水润湿的能力，常用的润湿剂为 HLB 值在 7~9 的表面活性剂。混悬液中加入絮凝剂，可降低药物微粒的ζ电位，使混悬剂处于絮凝状态，形成网状疏松的聚集体，此时混悬剂的物理稳定性好，适合长期放置；若混悬液中加入反絮凝剂，则药物微粒的ζ电位增大，微粒间斥力增加，絮凝程度降低，微粒间的聚集减少，混悬液保持较低的黏度和一定的流动性，此状态下的混悬剂为反絮凝混悬剂。

混悬剂的制备方法有分散法与凝聚法，制备混悬剂时应结合药物理化性质、应用途径等多方面因素选择制备方法。

混悬剂的质量要求有：①化学性质稳定；②药物微粒大小均匀，贮存过程中不发生变化；③沉降速度缓慢；④沉降物易重新分散；⑤具有一定黏度；⑥内服应适口，外用易涂布。

三、仪器和试剂

1. **仪器**　乳钵、具塞量筒（50ml）、烧杯、量筒，棕色试剂瓶、天平等。
2. **试剂**　氧化锌、炉甘石、甘油、羧甲基纤维素钠、三氯化铝、5%苯扎溴铵溶液、枸橼酸钠、沉降硫黄、聚山梨酯80、硫酸锌、樟脑、蒸馏水、乙醇等。

四、实验内容

（一）亲水性药物混悬剂的制备及沉降容积比的测定

1. **炉甘石洗剂处方**　按表 4-1 处方配制炉甘石洗剂。

表4-1 不同炉甘石洗剂的处方组成

组　分	序　号				
	1	2	3	4	5
氧化锌（120目，g）	4	4	4	4	4
炉甘石（120目，g）	4	4	4	4	4
甘油（ml）	5	5	5	5	5
5%苯扎溴铵溶液（ml）		0.1			
羧甲基纤维素钠（g）				0.25	
三氯化铝（g）			0.1		
枸橼酸钠（g）	0.25				
蒸馏水加至（ml）	50	50	50	50	50

2. 制备　称取处方量的炉甘石、氧化锌细粉（过120目筛），置乳钵中，加入甘油及少量水研磨成糊状，再按处方加入其他不同成分，最后加水至全量，研磨均匀。

3. 质量检查

（1）沉降容积比测定　将配制好的炉甘石洗剂转移至50ml具塞量筒中，塞住量筒口，同时充分振荡相同次数，记录初始高度 H_0（ml），然后分别记录放置5、10、30、60、90、120分钟后沉降物的高度 H_u（ml），计算沉降容积比（H_u/H_0），将结果填至表4-3。以沉降容积比为纵坐标，时间为横坐标，绘制各处方的沉降曲线，判断各处方混悬剂沉降性能的好坏。

（2）再分散性测定　将配制好的炉甘石洗剂转移至50ml具塞量筒中，放置48小时后将装有炉甘石洗剂的具塞量筒倒置翻转，记录量筒底部沉降物分散完全所需翻转的次数（一反一正为一次）。将结果填至表4-4。

（二）疏水性药物混悬剂的制备

1. 复方硫黄洗剂处方　按表4-2处方配制复方硫黄洗剂。

表4-2 不同复方硫黄洗剂的处方组成

组　分	序　号		
	1	2	3
沉降硫黄（g）	1.5	1.5	1.5
硫酸锌（g）	1.5	1.5	1.5
樟脑醑（ml）	12.5	12.5	12.5
甘油（ml）	2	2	2
聚山梨酯80（ml）	0.1		
5%苯扎溴铵溶液（ml）			0.2
蒸馏水加至（ml）	50	50	50

2. 制备

（1）樟脑醑的制备　称取 5g 樟脑溶于 50ml 乙醇中即得，备用。

（2）复方硫黄洗剂的制备　称取处方量的沉降硫黄置乳钵中，加入 2ml 甘油研匀，加入处方量的硫酸锌混匀，缓慢加入樟脑醑，边加边研磨，研匀后按处方量缓慢加入其他不同成分，边加边研磨，充分研磨均匀，最后加蒸馏水至全量，研磨均匀即得。

3. 质量检查

（1）沉降容积比测定　将配制好的复方硫黄洗剂转移至 50ml 具塞量筒中，塞住量筒口，同时充分振荡，记录初始高度 H_0（ml），然后分别记录放置 5、10、30、60 分钟后沉降物的高度 H_u（ml），计算沉降容积比（H_u/H_0），将结果填至表 4-5。以沉降容积比为纵坐标，时间为横坐标，绘制沉降曲线。

（2）再分散性测定　将配制好的复方硫黄洗剂转移至 50ml 具塞量筒中，放置 2 小时后将装有硫黄洗剂的具塞量筒倒置翻转，记录量筒底部沉降物分散完全所需翻转的次数（一反一正为一次），将结果填至表 4-6。

五、实验结果与讨论

1. 将炉甘石洗剂沉降容积比测定结果填于表 4-3。

表 4-3　炉甘石洗剂沉降容积比与时间的关系

时间（min）	处方 1		处方 2		处方 3		处方 4		处方 5	
	H_u	H_u/H_0	H_u	H_u/H_0	H_u	H_u/H_0	H_u	H_u/H_0	H_u	H_u/H_0
5										
10										
30										
60										
90										
120										

2. 绘制炉甘石洗剂沉降容积曲线，比较几种稳定剂的稳定作用。

3. 将炉甘石洗剂的再分散翻转次数测定结果填于表 4-4。

表 4-4　炉甘石洗剂的再分散翻转次数

	处方 1	处方 2	处方 3	处方 4	处方 5
再分散翻转次数					

4. 将复方硫黄洗剂沉降容积比测定结果填于表 4-5。

表 4-5　复方硫黄洗剂沉降容积比与时间的关系

时间（min）	处方 1		处方 2		处方 3	
	H_u	H_u/H_0	H_u	H_u/H_0	H_u	H_u/H_0
5						
10						
30						
60						

5. 绘制复方硫黄洗剂的沉降容积曲线，比较聚山梨酯 80 和苯扎溴铵的作用。

6. 将复方硫黄洗剂的再分散翻转次数测定结果填于表 4-6。

表 4-6　复方硫黄洗剂的再分散翻转次数

	处方 1	处方 2	处方 3
再分散翻转次数			

六、注意事项

1. 羧甲基纤维素钠在室温下较难溶解，因此制备炉甘石洗剂时羧甲基纤维素钠应先用少量蒸馏水加热溶解后再加入乳钵中进行研磨。

2. 制备炉甘石洗剂时，应先加入少量的水，确保混合物在黏稠状态下进行研磨，并尽可能使 5 个处方研磨程度一致。

3. 樟脑醑应缓慢加入，并急速研磨，防止樟脑析出大颗粒。

七、思考题

1. 药物在什么情况下需制成混悬剂？

2. 混悬剂的稳定性与哪些因素有关？

3. 举例说明常用的混悬剂稳定剂有哪些？

（周四元）

实验五　乳剂的制备及 HLB 值的测定

一、实验目的和要求

1. 掌握乳剂的制备方法及乳剂质量评价的一般方法。
2. 熟悉乳剂类型的鉴别方法。
3. 了解不同类型乳剂乳化所需的 HLB 值的筛选方法。

二、实验原理

（一）定义与分类

乳剂（emulsions）是指两种互不相溶的液体，其中一相以小液滴的形式分散在另一相液体中，形成的非均相液体分散体系，亦称乳浊液。乳剂由水相（W）、油相（O）和乳化剂组成。乳剂的类型主要分为水包油（O/W）型和油包水（W/O）型。为了使分散相液滴稳定存在，通常加入一种能降低油水界面张力的物质即乳化剂。乳剂的类型主要取决于乳化剂的种类、性质及两相体积比。乳剂可供口服、外用及注射给药。通常可以采用稀释法和染色法鉴别乳剂的类型。

（二）乳化剂的种类与选择

乳化剂的种类很多，常用的有：①天然乳化剂，如阿拉伯胶、西黄蓍胶、卵磷脂、明胶等；②表面活性剂类乳化剂，如硬质酸钠、十二烷基硫酸钠、聚山梨酯（吐温）、脂肪酸山梨坦（司盘）等；③固体颗粒乳化剂，如二氧化硅、氢氧化钙、皂土等；④辅助乳化剂，如纤维素类、海藻酸钠、硬脂酸等。

常用乳化剂的 HLB 值为 3~16，其中 HLB 值 3~8 的乳化剂为 W/O 型乳化剂，HLB 值 8~16 的乳化剂为 O/W 型乳化剂。HLB 值越大亲水性越强，形成的乳剂为 O/W 型；反之，形成的乳剂为 W/O 型。

选择乳化剂可通过乳化剂的 HLB 值和测定油乳化所需的 HLB 值的方法选择适宜的乳化剂。这种方法是基于每种乳化剂都具有一定的 HLB 值，而每种被乳化的油又都有所需的 HLB 值，选用适宜 HLB 值的乳化剂有利于形成比较稳定的乳剂。但是单个乳化剂所具有的 HLB 值不一定恰好与被乳化物质所需要的 HLB 值相当，因此常将两种不同 HLB 值乳化剂混合使用，混合乳化剂的 HLB 值按下法计算：

$$\mathrm{HLB_{AB}} = \frac{\mathrm{HLB_A} W_A + \mathrm{HLB_B} W_B}{W_A + W_B} \tag{5-1}$$

式中，$\mathrm{HLB_{AB}}$ 为混合乳化剂的 HLB 值；$\mathrm{HLB_A}$、$\mathrm{HLB_B}$ 分别为两种已知单个乳化剂的 HLB 值；W_A、W_B 分别为单个乳化剂的质量。

测定油所需的 HLB 的方法，是将两种已知 HLB 值的乳化剂，按式（5-1）的不同质量比例配成一系列 HLB 值的乳化剂，然后再制备成一系列乳剂，在室温条件下或采用加速试验的方法，观察乳剂分散液滴的粒度、分层现象等评价稳定性，稳定性最佳的乳剂选用的乳化剂HLB 值，即为油乳化所需的 HLB 值。

（三）乳剂的制备方法

乳剂的制备方法主要有：①干胶法；②湿胶法；③新生皂法；④机械法（乳匀机、胶体磨）。

小量的乳剂用研磨法或在瓶中振摇法制备，大量生产则用搅拌器或乳匀机。

三、仪器和试剂

1. 仪器 显微镜、试管、乳钵、组织捣碎机、盖玻片、量筒。

2. 试剂 西黄蓍胶、阿拉伯胶、液状石蜡、5%尼泊金乙酯醇溶液、氢氧化钙、植物油、聚山梨酯 80（吐温 80）、司盘 80。

四、实验内容

（一）乳剂的制备

1. 液状石蜡乳的制备

（1）处方

西黄蓍胶	0.5g
阿拉伯胶	0.5g
液状石蜡	12.5g
5%尼泊金乙酯醇溶液	0.03g
蒸馏水	加至 40ml

（2）制备 将 0.5g 西黄蓍胶粉与 0.5g 阿拉伯胶粉置于干燥乳钵中，加入 12.5g 液状石蜡略研，使胶粉分散，加水 8ml，迅速研磨制成初乳，再加水，边加边搅拌到足量。最后滴加5%尼泊金乙酯醇溶液，研匀即得。

2. 石灰搽剂的制备

（1）处方

氢氧化钙溶液	10ml
植物油	10ml

（2）制备 将处方量氢氧化钙溶液与植物油置于试管中，用力振摇使成乳状液即得。

（3）注解 ①石灰搽剂制备中的乳化剂系氢氧化钙溶液与植物油中所含的少量游离脂肪酸经皂化反应生成的皂类，再乳化植物油而生成的 W/O 型乳剂；②实验中的植物油可采用花生油、豆油、菜油等。

3. 以聚山梨酯 80 为乳化剂乳剂的制备

（1）处方

豆油（$\rho=0.91$）	11ml
聚山梨酯 80	5ml
蒸馏水	加至 100ml

（2）制备 取 5ml 聚山梨酯 80，加适量蒸馏水搅匀，置于组织捣碎机中，再加入处方量

豆油及余下的蒸馏水，以 8000~10000r/min 速度搅拌（采用匀化 1 分钟，静置 1 分钟，再匀化 1 分钟的方法），即得。

（3）注解　机械法制备乳剂可以不考虑混合顺序，主要是借助于机械提供的研磨力及能量而形成乳剂。

（二）液状石蜡所需 HLB 值的测定

用聚山梨酯 80（HLB＝15.0）及司盘 80（HLB＝4.3），配成 HLB 值为 6.0、8.0、10.0、12.0 及 14.0 五种混合乳化剂各 5g，计算单个乳化剂的用量，填入表 5-1。

取 5 支 25ml 干燥具塞量筒，各加入 6.0ml 液状石蜡，再分别加入上述不同 HLB 值的混合乳化剂 0.5ml，剧烈振摇 10 分钟，然后加蒸馏水至 20ml，振摇 30 次即成乳剂，经放置 5、10、30、60 分钟后，分别观察并记录各乳剂分层上层的体积，填入表 5-2。

五、实验结果与讨论

（一）乳剂类型的鉴别

1. 稀释法　取试管两支，分别加入液状石蜡乳剂和石灰搽剂各一滴，再加入蒸馏水 5ml，振摇，观察是否能够混合均匀，根据实验结果判断上述两种乳剂的类型。

2. 染色法　将上述两种乳剂分别涂在载玻片上，并分别加油溶性染料苏丹Ⅲ和水溶性染料亚甲蓝染色，在显微镜下观察，根据实验结果判断乳剂类型。

（二）液状石蜡所需 HLB 值的测定

表 5-1　混合乳化剂复配表

乳化剂	HLB 值				
	6.0	8.0	10.0	12.0	14.0
聚山梨酯 80（g）					
司盘 80（g）					

表 5-2　各乳剂分层后上层体积（ml）随时间变化数据表

时间（min）	HLB 值				
	6.0	8.0	10.0	12.0	14.0
5					
10					
30					
60					

根据以上观察结果，液状石蜡所需 HLB 值为_____。所成乳剂类型属_____型。

六、注意事项

1. 制备初乳的研钵应干燥。研磨时用力均匀，向一个方向不停研磨直至初乳形成。

2. 在初乳制备过程中，加入的水量会影响乳剂的形成，水量过少易形成 W/O 型乳剂，水量过多，影响油相的分散度，导致乳剂的稳定性下降。

七、思考题

1. 所制备的液状石蜡乳剂和石灰搽剂的处方中,分别以何物为乳化剂?成品为何种类型的乳剂?

2. 液状石蜡所需 HLB 值的测定中,配制的系列乳化剂 HLB 值间隔较大,如要准确测得液状石蜡所需 HLB 值,应如何进一步设计实验?

3. 制备乳剂时如何选择乳化剂?

4. 影响乳剂稳定性的因素有哪些?

(苏　瑾)

实验六　注射剂的制备与质量评价

一、实验目的和要求

1. 通过注射剂的制备，掌握注射剂的生产工艺流程和操作要点。
2. 通过对制备的注射剂进行质量检查，掌握评价注射剂成品质量的方法和标准。
3. 通过注射剂灌装操作，了解注射剂灌装量的调节要求。

二、实验原理

注射剂（injections）又称针剂，系指将药物与适宜的辅料制成供注入体内的无菌制剂。注射剂按分散系统可分为四类，即溶液型注射剂、混悬型注射剂、乳剂型注射剂、注射用无菌粉末（无菌分装及冷冻干燥）。配制注射剂时，除主药外，还可根据制备及医疗的需要加入适宜的附加剂。附加剂主要用于以下几个方面：①增加药物溶解度；②增加药物稳定性；③调节渗透压；④发挥抑菌作用；⑤调节 pH；⑥减轻疼痛或刺激。由于注射液是直接注入体内，药物、附加剂及溶剂等均需符合注射用质量标准。在注射剂制备过程中，生产操作区要符合 GMP 要求，小容量最终灭菌注射剂的配液、过滤在 D 级净化条件下进行，灌装在 C 级空气净化环境下进行操作。容易长菌、灌装速度慢、灌装容器为广口瓶、容器需暴露数秒后方可密封等高风险产品，需要在 C 级背景下的局部 A 级进行产品灌装（或灌封），以保证用药安全、有效。

溶液型注射剂的一般生产流程如图 6-1 所示。

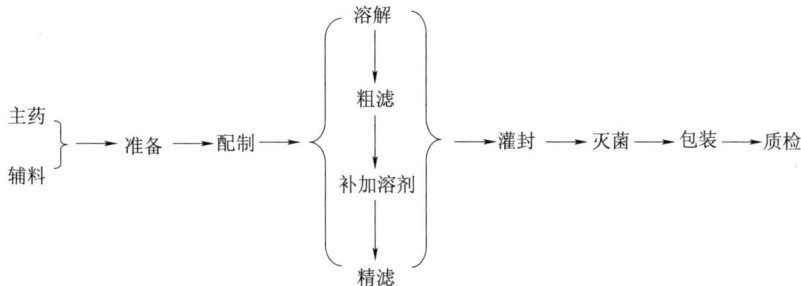

图 6-1　注射剂生产流程图

注射剂的质量检查项目包括颜色、pH、装量、可见异物、不溶性微粒检查、细菌内毒素检查、主药含量测定等。为了达到上述要求，在制备时必须严格遵守注射剂生产的操作规程，严格控制产品质量。

三、仪器和试剂

1. 仪器 超净工作台、pH 计、不溶性微粒检测仪、安瓿 30 支、G3 垂熔玻璃漏斗、灌注器 20ml 1 支、流通蒸汽灭菌器、拉丝封口机、烧杯（100ml，250ml）、微孔滤膜滤器、0.22μm 微孔滤膜、澄明度检查仪、乳胶管、二氧化碳气瓶等。

2. 试剂 维生素 C、碳酸氢钠、偏亚硫酸钠、乙二胺四乙酸二钠、重铬酸钾、氢氧化钠、注射用水、1%亚甲蓝水溶液或曙红溶液、丙酮、稀醋酸、淀粉指示剂、0.05mol/L 碘液等。

四、实验内容

（一）0.5%维生素 C 注射液的制备

1. 处方

维生素 C	5.0g
碳酸氢钠	2.4g
偏亚硫酸钠	0.2g
依地酸二钠	0.005g
注射用水	加至 100ml

2. 工艺流程 如图 6-2 所示。

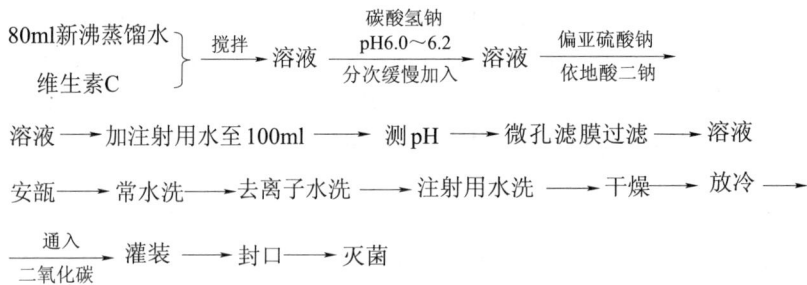

图 6-2 维生素 C 注射剂的制备工艺流程

3. 制备

（1）空安瓿处理 用常水先冲洗安瓿外壁，然后灌入常水，甩洗 2 次，再灌入去离子水，加热，甩水二次，再灌过滤的新鲜注射用水一次，甩净，250℃烘干 30 分钟，备用。

（2）配制注射液

1）容器与滤器处理 垂熔玻璃漏斗、灌注器等一切玻璃容器与用具，用重铬酸钾洗液浸泡 15 分钟以上，用常水反复冲洗至不显酸性，再用蒸馏水冲洗 2~3 次，临用前用新鲜注射用水冲洗一次，以免引入杂质与热原。

2）微孔滤膜 常用的是由醋酸纤维素、硝酸纤维素混合酯组成的微孔滤膜。经检查合格的微孔滤膜（0.22μm 可用于除菌滤过、0.45μm 可用于一般滤过）浸泡于注射用水中 1 小时，煮沸 5 分钟，如此反复 3 次；或用 80℃注射用水温浸 4 小时以上，室温则需浸泡 12 小时，使滤膜中纤维充分膨胀，增加滤膜韧性。使用时用镊子取出滤膜且使毛面向上，平放在膜滤器的支撑网上，平放时注意滤膜不皱褶或无刺破，使滤膜与支撑网边缘对齐以保证无缝隙，无泄漏现象，装好盖后，用注射用水过滤，滤出水澄明度合格，即可备用。

3）乳胶管 先用水揉洗，然后用 0.5%~1%氢氧化钠液适量煮沸 30 分钟，洗去碱液；再用 0.5%～1% 盐酸水适量煮沸 30 分钟，用蒸馏水洗至中性，最后注射用水煮沸。

4）惰性气体处理 维生素 C 极易氧化，配制时需要通入惰性气体防止其氧化，常用的是二氧化碳或氮气。使用纯度较低的二氧化碳时，使其依次通过浓硫酸（除去水分）、1% 硫酸铜（除去有机硫化物）、1% 高锰酸钾溶液（除去微生物）、注射用水（除去可溶性杂质和二氧化硫）。目前生产常用的高纯氮（含量 99.99%），可不经处理，或仅分别通过 50% 甘油、注射用水洗气瓶即可使用。

5）配液 取注射用水 120ml，煮沸，放置至室温，或通入二氧化碳（约 20～30 分钟）使其饱和，除去溶解在水中的氧气，备用。称取处方量依地酸二钠加入处方量 80% 的二氧化碳饱和的注射用水中，溶解，加处方量维生素 C 使溶解，分次缓慢地加入碳酸氢钠固体，不断搅拌至完全溶解，继续搅拌至无气泡产生后，加处方量偏亚硫酸钠溶解，加碳酸氢钠调节药液 pH 至 5.8～6.2，最后加用二氧化碳饱和的注射用水至足量。

（3）注射剂的过滤 先将处理好的药液用 G3 垂熔玻璃漏斗预滤，然后用微孔滤膜滤器（0.22μm）精滤，合格后即可灌装。严格按照注射液生产程序进行，应保证清洁，避免引入热原等物质。注射液过滤后，应进行半成品检查，主要检查澄明度、含量和 pH 等，合格后即可灌封。

（4）注射液的灌封

1）灌封器处理 灌封前要检查灌注器是否严密不漏水，用洗液浸泡，再分别用常水、蒸馏水洗至不显酸性，最后用注射用水洗至流出的水经澄明度检查合格，即可用于灌注。

2）装量调节 为了保证在使用时能够满足临床剂量要求，灌注前应适当增加装量。根据流动性按照表 6-1 调节装量。

表 6-1 注射剂的装量

标示装量（ml）	增加装量（ml）		标示装量（ml）	增加装量（ml）	
	易流动液	黏稠		易流动液	黏稠
0.5	0.10	0.12	10	0.50	0.70
1.0	0.10	0.15	20	0.60	0.90
2.0	0.15	0.25	50	1.0	1.5
5.0	0.30	0.50			

3）熔封灯火焰调节 熔封时的火焰应细而有力，燃烧完全。单焰灯在黄蓝两层火焰交界处温度最高；双焰灯的两火焰应有一定夹角，使火焰交点处温度最高。

4）灌装操作 将过滤合格的药液，立即灌装于 2ml 安瓿中，通入二氧化碳于安瓿上部空间，灌装时要求装量准确，随灌随封。使药液瓶略低于灌注器位置，灌注针头先用硅油处理，快拉慢压可以防止焦头。灌注时要快拉慢压，药液不得沾于安瓿颈壁，防止焦头产生。

5）封口 采用拉丝封口，可将颈部置于火焰温度最高处，掌握好安瓿在火焰中停留时间，待玻璃完全软化，先用镊子夹住顶端慢拉，拉细处继续在火焰上烧片刻，再拉断，避免出现细丝。熔封后的安瓿顶部应圆滑、无尖头或鼓泡等现象。熔封时火焰应细而有力，安瓿玻璃烧红后再夹，在火焰中断丝，保证封严。

（5）灭菌与检漏 灌封好的安瓿，应及时灭菌，小容量针剂从配制到灭菌应在 12 小时内完成，采用 100℃ 流通蒸汽灭菌 15 分钟。大容量针剂应在 4 小时内完成配制到灭菌过程，采用 115℃ 热压灭菌 30 分钟。灭菌完毕立即将安瓿放入 1% 亚甲蓝或曙红溶液中检漏，剔除变色安瓿，将合格品洗净、擦干，供质量检查。

（二）维生素C注射液质量检查

1. 颜色 取本品，用水稀释制成每1ml中含维生素C 50mg的溶液，按照《中国药典》（2015年版）四部通则0401紫外-可见分光光度法，在420nm的波长处测定，吸光度不得过0.06。

2. pH测定 按照《中国药典》（2015年版）四部通则0631检查，应为5.0~7.0。

3. 草酸 取本品，用水稀释制成每1ml中约含维生素C 50mg的溶液，精密量取5ml，加稀醋酸1ml与氯化钙试液0.5ml摇匀，放置1小时，作为供试品溶液；精密称取草酸75mg，置500ml量瓶中，加水溶解并稀释至刻度，摇匀，精密量取5ml，加稀醋酸1ml与氯化钙试液0.5ml，摇匀，放置1小时，作为对照溶液。按照《中国药典》（2015年版）二部维生素C检查项下要求，供试品溶液产生的浑浊不得浓于对照溶液（0.3%）。

4. 装量 按照《中国药典》（2015年版）四部通则0102装量检查法，取供试品5支，开启时注意避免损失，将内容物分别用相应体积的干燥注射器及注射针头抽尽，然后缓慢连续地注入经标化的量入式量筒内（量筒的大小应使待测体积至少占其额定体积的40%，不排尽针头中的液体），在室温下检视。每支的装量均不得少于其标示量。

5. 可见异物检查 取20支检漏合格安瓿，冲洗干净后用干布擦净，按照《中国药典》（2015年版）四部通则0904进行可见异物检查法检查。将供试品置遮光板边缘处，在明视距离（通常为25cm），手持容器颈部（每次检查可手持2支），轻轻旋转和翻转容器，如有气泡产生影响观察时，需静置足够时间至气泡消失后检查。使药液中可能存在的可见异物悬浮，分别在黑色和白色背景下目视检查，重复观察，总检查时限为20秒。供试品中不得检出金属屑、玻璃屑、长度超过2mm的纤维、最大粒径超过2mm的块状物以及静置一定时间后轻轻旋转时肉眼可见的烟雾状微粒沉积物、无法计数的微粒群或摇不散的沉淀，以及在规定时间内较难计数的蛋白质絮状物等明显可见异物。

6. 不溶性微粒 按照《中国药典》（2015年版）四部通则0903不溶性微粒检查法检查，可以采用光阻法和显微计数法，当光阻法测定结果不符合规定或供试品不适于用光阻法测定时，应采用显微计数法进行测定，并以显微计数法的测定结果作为判定依据。

（1）光阻法 取供试品至少4支，分别按下法测定。①用水将容器外壁洗净，小心翻转20次，使溶液混合均匀，静置2分钟或适当时间脱气泡，小心开启容器，直接将供试品容器置于取样器上，开启搅拌或以手缓缓转动，使溶液混匀（避免产生气泡），由仪器直接抽取适量溶液（以不吸入气泡为限），测定并记录数据，弃第一次测定数据，取后续测定数据的平均值作为测定结果。②在洁净工作台小心合并供试品的内容物（使总体积不少于25ml），置于取样杯中，静置2分钟或适当时间脱气泡，置于取样器上。开启搅拌，使溶液混匀（避免气泡产生），依法测定至少4次，每次取样应不少于5ml。弃第一次测定数据，取连续3测定数据的平均值作为测定结果，根据取样体积与每个容器的标示装置体积，计算每个容器所含的微粒数。

每个供试品容器（份）中含10μm及10μm以上的微粒数不得过6000粒，含25μm及25μm以上的微粒数不得过600粒。

（2）显微计数法 取供试品4支，用水将容器外壁洗净，在洁净工作台上小心翻转20次，使混合均匀，立即小心开启容器，用适宜的方法直接抽取每个容器中的全部溶液，沿滤器内壁缓缓注入经预处理的滤器（滤膜直径13mm）中，照上述（1）同法测定。

每个供试品容器（份）中含 10μm 及 10μm 以上的微粒数不得过 3000 粒，含 25μm 及 25μm 以上的微粒数不得过 300 粒。

7. 细菌内毒素或热原 按照《中国药典》（2015 年版）四部通则 1143 细菌内毒素检查法或四部则 1142 热原检查法检查，应符合规定。

8. 无菌检查 按照《中国药典》（2015 年版）四部通则 1101 无菌检查法检查，应符合规定。

9. 含量测定 精密量取本品 4ml（约相当于维生素 C 0.2g），加水 15ml 与丙酮 2ml，摇匀，放置 5 分钟，加稀醋酸 4ml 与淀粉指示液 1ml，用碘滴定液（0.05mol/L）滴定，至溶液显蓝色并持续 30 秒不褪。每 1ml 碘滴定液（0.05mol/L）相当于 8.806mg 的维生素 C。本品维生素 C 的含量应为标示量的 93.0%~107.0%。

五、实验结果与讨论

1. 将维生素 C 注射液质量检查结果填于表 6-2 中，并对结果进行分析和讨论。

表 6-2 维生素 C 注射液质量检查结果

检查项目	颜色	pH	草酸	装量	可见异物	不溶性微粒	细菌内毒素	含量
检查结果								
结果判定								

2. 维生素 C 注射液可见异物检查结果填于表 6-3 中。

表 6-3 维生素 C 注射液可见异物检查结果

检查总支数（支）	废品支数（支）						成品支数（支）	成品率（%）
	金属屑	玻璃屑	纤维	块状物	沉积物	废品总数		

六、注意事项

1. 配液时，将碳酸氢钠加入到维生素 C 溶液中时速度要慢，防止产生大量气泡使溶液溢出；同时要不断搅拌，以防局部碱性过强，造成维生素 C 破坏。

2. 维生素 C 易氧化，致使含量下降，颜色变黄，金属离子可加速这一反应过程，在制备过程中应避免与金属用具接触。

3. 滤器的选择。常用的垂熔玻璃滤器有漏斗和滤球，G3 号可用于常压过滤，G4 号可用于减压或加压过滤，G6 号可用于除菌过滤。常用的微孔滤膜是由醋酸纤维素、硝酸纤维素混合酯组成的微孔滤膜。经检查合格的微孔滤膜，0.22μm 可用于除菌滤过，0.45μm 可用于一般滤过。

4. 质量检查中所用微粒检查用水（或其他适宜溶剂），使用前需经不大于 1.0μm 的微孔滤膜滤过。

七、思考题

1. 制备注射剂过程中通入二氧化碳可不可以换成氮气？不通会有何影响？

2. 注射剂澄明度检查对注射剂生产有何意义？

3. 影响注射剂成品率的因素有哪些？如何提高产品成品率？

4. 为什么可以采用分光光度法检查颜色，目的是什么？

（顾艳丽）

实验七　散剂、颗粒剂与硬胶囊的制备

散剂的制备

一、实验目的和要求

1. 掌握一般散剂的制备方法及操作要点。
2. 掌握"等量递增混合法"。
3. 掌握散剂的常规质量检查方法。

二、实验原理

散剂（powders）系药物与适宜的辅料经粉碎、均匀混合而制成的干燥粉末状制剂。其制备工艺流程一般分为粉碎、过筛、混合、分剂量、质量检查以及包装等程序。散剂中的药物和辅料均应粉碎，而且散剂的类型不同，其粉末细度要求也不同。

混合是制备散剂的关键步骤。当处方中药物和辅料比例相差悬殊时，或制备含有毒性药或贵重药的散剂，应采用等量递增法混合；若各组分的密度相差较大，应将密度小的组分先加入研钵内，再加入密度大的组分进行混合；若组分的色泽相差明显，一般先将色深的组分放入研钵中，再加入色浅的组分进行混合。若含有低共熔成分，一般应先使之共熔，再用其他成分吸收混合。

按照《中国药典》（2015 年版）四部通则 0115 散剂的有关要求进行质量检查。

三、仪器和试剂

1. 仪器　天平、研钵、不锈钢筛等。
2. 试剂　樟脑、薄荷脑、氧化锌、滑石粉、硫酸阿托品、乳糖、胭脂红乳糖。

四、实验内容

（一）痱子粉

1. 处方

樟脑	0.25g
薄荷脑	0.25g
氧化锌	25g
滑石粉	25g
制成	50g

2. 制备

（1）取处方量滑石粉、氧化锌混合均匀，并过七号筛。

（2）将处方量薄荷脑与樟脑置乳钵内研磨形成低共熔物，向共熔液中加入适量的滑石粉与氧化锌的混合粉吸收共熔液，再按"等量递增法"将余下的"混合粉"加入研匀，过四号筛，即得。

3. 质量检查 按照《中国药典》（2015 年版）四部通则 0115 散剂项下检查成品外观均一度。取供试品适量，置光滑纸上，平铺约 $5cm^2$，将其表面压平，在明亮处观察，应色泽均匀，无花纹与色斑。

（二）硫酸阿托品散

1. 处方

硫酸阿托品	0.1g
乳糖	适量
胭脂红乳糖	0.2g
制成	20g

2. 制备

（1）取 0.1g 硫酸阿托品粉，0.9g 乳糖，在研钵内研匀成十倍散，再加适量胭脂红乳糖研匀。

（2）取上述十倍散加 9g 乳糖，在研钵内研匀成百倍散。

（3）取上述百倍散 1g 加 9g 乳糖，在研钵内研成千倍散。

（4）称取千倍散 0.9g，等分 3 份，分别包装。

3. 质量检查 按照《中国药典》（2015 年版）四部通则 0115 散剂项下检查成品外观均一度。

五、实验结果与讨论

1. 将痱子粉外观均一度检查结果记录于表 7-1 中。

2. 将硫酸阿托品散外观均一度检查结果记录于表 7-1 中。

表 7-1　散剂检查结果

制　剂	外观均一度
痱子粉	
硫酸阿托品散	

六、思考题

1. 采用"等量递增法"混合的原则是什么？

2. 何谓"共熔"？处方中常见的共熔组分有哪些？含共熔组分的散剂如何配制？应注意哪些问题？

3. 硫酸阿托品散处方中乳糖和胭脂红乳糖所起的作用是什么？

颗粒剂的制备

一、实验目的和要求

1. 掌握颗粒剂的制备工艺过程及其操作注意事项。
2. 熟悉颗粒剂的质量要求与质量检查方法。

二、实验原理

1. 颗粒剂（granules）系指药物与适宜的辅料制成的干燥颗粒状制剂，其一般湿法制备工艺为：

主药、辅料 —混匀→ 加润湿剂或黏合剂 —制软材→ 过筛制颗粒 —湿颗粒→ 干燥 —干颗粒→ 整粒 —质检→ 包装

2. 制软材系将药物与适宜的辅料混合均匀后，加入用水或有机溶剂溶解的黏合剂溶液进行混合，工业混合可用各种类型的混合机进行操作。软材的软硬应适当，使之"手握成团，轻压即散"。在制软材的过程中选择适宜的黏合剂及适宜的用量非常重要。

3. 制粒是颗粒剂制备的关键工艺技术，它直接影响颗粒剂的质量。湿法制粒是在药物粉末中加入黏合剂将药物粉粒靠黏合剂的架桥或粘结作用使粉末聚结在一起而制备颗粒的方法。

4. 湿颗粒制成后，应及时干燥，久置易结块变形，常用加热（烘箱）、真空干燥及沸腾干燥等方法。用烘箱干燥时，温度应逐渐上升，一般控制在60℃~80℃。

5. 颗粒剂应按照《中国药典》（2015年版）四部通则0104颗粒剂的有关要求进行质量检查。

三、仪器和试剂

1. **仪器** 天平、研钵、不锈钢筛（14~16目）、烘箱等。
2. **试剂** 维生素C、淀粉、糊精、枸橼酸、50%乙醇等。

四、实验步骤

维生素C颗粒的处方、制备方法及质量检查要求如下。

1. 处方

维生素C	20g
淀粉	8.0g
糊精	12.0g
枸橼酸	0.4g
50%乙醇	适量
制成	40g

2. 制备 称取处方量维生素C、淀粉、糊精于乳钵中混匀，另将枸橼酸溶于50%乙醇中，用酒精喷壶喷入粉末中，喷入时分散面要大，混合均匀，制成软材，用14~16目不锈钢筛制湿颗粒，60℃左右干燥，近干时可升至70℃加速干燥，14~16目不锈钢筛整粒，即得。

3. 质量检查

（1）外观性状 观察并描述成品性状，颗粒应干燥、均匀、色泽一致，无吸潮、软化、

结快等现象。

（2）溶化性　取维生素 C 颗粒剂 10g，加入热水 200ml，搅拌 5 分钟，应全部溶化，不得有焦屑等异物。

（3）粒度　按照《中国药典》（2015 年版）四部通则 0982 第二法（筛分法）测定，不能通过一号筛与能通过五号筛的总和不得超过 15%。

五、实验结果与讨论

将制得的维生素 C 颗粒成品外观性状、溶化性、粒度结果记录于表 7-2 中。

表 7-2　颗粒剂质量检查结果

制　剂	外观性状	溶化性	粒度检查
维生素 C 颗粒			

六、思考题

1. 在制备颗粒剂的操作过程中，应注意哪些问题？
2. 若颗粒剂处方中含有挥发性成分，应如何处理？

硬胶囊剂的制备

一、实验目的和要求

1. 掌握硬胶囊制备的一般工艺过程，用胶囊板手工填充胶囊的方法。
2. 掌握硬胶囊剂的质量检查内容及方法。

二、实验原理

硬胶囊剂（capsules）系指将药物盛装于硬质空胶囊中制成的固体制剂。

药物的填充形式包括粉末、颗粒、微丸等，填充方法有手工填充与机械灌装两种。硬胶囊剂制备的关键在于药物的填充，以保障药物剂量均匀，装量差异合乎要求。

药物的流动性是影响填充均匀性的主要因素，对于流动性差的药物，需加入适宜辅料或制成颗粒以增加流动性，减少分层。本次实验采用湿法制粒，加入黏合剂将药物粉末制得颗粒后，采用胶囊板进行手工填充，将药物颗粒装入胶囊中即得。

制得的硬胶囊按照《中国药典》（2015 年版）四部通则 0103 项下胶囊剂的有关要求进行质量检查。

三、仪器和试剂

1. 仪器　研钵、不锈钢筛、胶囊填充板、烘箱、天平、崩解仪等。
2. 试剂　阿司匹林、1#空胶囊、淀粉、10% 淀粉浆等。

四、实验步骤

阿司匹林胶囊剂的处方、制备方法及质量检查要求如下。

1. 处方

阿司匹林	3.75g
淀粉	30.0g
10%淀粉浆	适量
制成	100粒

2. 制备

（1）将处方量阿司匹林研磨成粉末状，过80目筛，与30.0g淀粉混匀，以10%淀粉浆制软材，将软材过20目筛制湿颗粒，将湿颗粒于60℃～70℃烘干，干颗粒用20目筛整粒，即得。

（2）采用有机玻璃制成的胶囊板填充。板分上下两层，上层有数百孔洞。先将囊帽、囊身分开，囊身插入胶囊板孔洞中，调节上下层距离，使胶囊口与板面相平。将颗粒铺于板面，轻轻振动胶囊板，使颗粒填充均匀。填满每个胶囊后，将板面多余颗粒扫除，顶起囊身，套合囊帽，取出胶囊，即得。

3. 质量检查

（1）外观　表面光滑、整洁、不得粘连、变形和破裂，无异臭。

（2）装量差异检查　取供试品20粒，分别精密称定重量，倾出内容物（不得损失囊壳），硬胶囊囊壳用小刷或其他适宜的用具拭净，求出每粒内容物的装量与平均装量。每粒装量与平均装量相比较（有标示装量的胶囊剂，每粒装量应与标示装量比较），超出装量差异限度的不得多于2粒，并不得有1粒超出限度1倍，胶囊剂装量差异限度要求如表7-3所示。

表7-3　胶囊剂装量差异限度

平均装量或标示装量	装量差异限度
0.30g以下	±10%
0.30g及0.30g以上	±7.5%

（3）崩解时限　按照《中国药典》（2015年版）四部通则0921崩解时限检查法检查。取阿司匹林胶囊6粒进行检查，各粒均应在30分钟以内全部崩解并通过筛网（囊壳碎片除外），如有1粒不能全部通过，应另取6粒复试。

五、实验结果与讨论

将阿司匹林胶囊成品外观性状、装量差异检查结果、崩解时限检查结果记录于表7-4中。

表7-4　胶囊剂质量检查结果

制剂	外观性状	装量差异检查	崩解时限
阿司匹林胶囊			

六　思考题

1. 胶囊剂的主要特点有哪些？
2. 填充硬胶囊剂时应注意哪些问题？

（孙　勇）

实验八　片剂的制备与包衣

一、实验目的和要求

1. 熟悉片剂制备的基本工艺，掌握湿法制粒压片的基本操作。
2. 熟悉薄膜衣材料的组成及特性，掌握包薄膜衣的基本操作。
3. 了解旋转压片机的基本构造、使用方法。
4. 了解包衣机的基本结构及使用方法。

二、实验原理

片剂（tablets）系指原料药物与适宜辅料制成的圆形或异形的片状固体制剂。

片剂的制备方法包括湿法制粒压片、干法制粒压片、半干式颗粒（空白颗粒）压片和粉末直接压片法，其中应用最广泛的是湿法制粒压片，其基本单元操作有：粉碎、过筛、混合、制软材、制湿颗粒、干燥、整粒、总混、压片等，适用于对湿热稳定的药物。

湿法制粒压片具有以下特点：①加入黏合剂，可增加粉末的黏合性和可压性；②改善物料的流动性；③提高小剂量药物的分散均匀度；④防止已混匀物料在压片过程中重新分层。

其一般工艺流程如下：

主药（粉碎）$\xrightarrow{\text{加稀释剂、崩解剂}}$ 混匀 $\xrightarrow{\text{加黏合剂}}$ 制软材 $\xrightarrow{\text{过筛}}$ 制湿颗粒 —— 干燥 $\xrightarrow{\text{过筛}}$ 整粒 $\xrightarrow{\text{加润滑剂}}$ 混匀——压片——质量检查

1. 原、辅料的处理　压片所用原、辅料，应经干燥、粉碎和过筛处理，然后混合。物料细度以 80~100 目筛比较适宜，其中毒剧药、贵重药及有色的原、辅料宜更细。量少的药物混合时，应采取等体积递增法或溶剂分散法，以保证混合均匀。

2. 制颗粒　湿法制粒包括制软材、制湿颗粒、湿颗粒干燥及整粒等。

（1）制软材　将原、辅料细粉加适量黏合剂或润湿剂混匀制得。与颗粒剂制软材要求一致，"手握成团，轻压即散"，过干细粉过多，过湿则颗粒呈长条状，均影响压片过程和片剂质量。

（2）制湿颗粒　将软材挤压过适宜的筛网制得。根据片剂的直径选择筛网的孔径，一般大片（片重 0.3~0.5g）选用 14~16 目筛，小片（片重 0.3g 以下）选用 18~20 目筛。

（3）湿颗粒干燥　是指将制好的颗粒干燥，除去颗粒中湿分的过程。湿颗粒制成后应立即干燥，以免结块或受压变形，干燥温度由原料性质而定，一般 50℃~60℃。可凭经验掌握干燥程度，以示指和拇指取干颗粒捻搓时应立即粉碎，无潮湿感，即可。

（4）整粒　将干燥过程中的结块、粘连的颗粒，过筛重新分散的过程。整粒所用筛网孔径应与制粒用筛网孔径相同或略小。

3. 压片　压片包括压片前的原、辅料混合和片重的计算。

（1）混合　在压片前所要另外添加的原、辅料与干颗粒的混合，包括挥发油或挥发性物质、润滑剂和外加崩解剂等。

（2）片重的计算　根据粉粒中主药含量，按式（8-1）计算片重；根据颗粒重量，按式（8-2）计算片重：

$$片重＝每片含主药量（标示量）／粉粒中主药的百分含量（实测值） \quad (8-1)$$
$$片重＝（干颗粒重＋压片前加入的辅料量）／预定的应压片数 \quad (8-2)$$

包衣（coating）是指在片芯（素片）的外表面均匀包上衣膜的技术。包衣的目的有：①遮盖药物的苦味等不良气味，增加患者顺应性；②避光、防潮、隔离空气，提高药物的稳定性；③隔离配伍禁忌成分，防止药物的配伍变化；④控制药物的释放部位及速度，如胃溶、肠溶、缓释、控释，以达到稳定药物、长效等目的；⑤改善片剂的外观，提高美观度；⑥采用不同颜色包衣，增加药物的识别能力，增加用药的安全性等。

包衣的工艺类型有：糖包衣、薄膜包衣、压制包衣等方式，其中以薄膜包衣使用较多，薄膜衣系指在片芯外包上的高分子聚合物衣膜。对一些遇胃酸易破坏、对胃有较强刺激性或为治疗结肠部位疾病需在肠内释放的药物，制成片剂后应包肠溶衣。

三、仪器和试剂

1. 仪器　天平、乳钵、尼龙筛网（18目）、烘箱、搪瓷盘、压片机、冲头（5.5mm浅凹冲）、硬度计、量杯、电吹风、包衣机、喷枪、空气压缩机。

2. 试剂　乙酰水杨酸（粒状结晶）、淀粉、微晶纤维素、羧甲基淀粉钠、羟丙甲纤维素（HPMC）、酒石酸、滑石粉、Ⅱ号丙烯酸树脂、邻苯二甲酸二乙酯、蓖麻油、二氧化钛、聚山梨酯80、柠檬黄等。

四、实验内容

（一）阿司匹林片的制备

1. 处方

阿司匹林（乙酰水杨酸）	2.5g
淀粉	3.6g
微晶纤维素	3.0g
羧甲基淀粉钠	0.5g
酒石酸	0.08g
2% HPMC 醇水液	适量
滑石粉	适量（约4%）
制成	100 片

2. 制备　将2.5g阿司匹林（粉碎、过80目筛）与3.6g淀粉、3.0g微晶纤维素、0.5g羧甲基淀粉钠混合均匀。加入预先配好的2% HPMC 醇水溶液（内含酒石酸0.08g）制成软材，通过18目尼龙筛制粒，湿颗粒于50℃~60℃烘箱干燥1~2小时，过18目筛整粒，加入适量滑石粉混和均匀，压片，即得阿司匹林片（片芯）。

（二）阿司匹林肠溶衣片的制备

1. 包衣处方

Ⅱ号丙烯酸树脂	5.0g

邻苯二甲酸二乙酯	1.0g
蓖麻油	2.0g
聚山梨酯80	1.0g
滑石粉（120目）	1.5g
二氧化钛（120目）	适量
柠檬黄	适量
85%乙醇	加至100ml

2. 制备

（1）包衣液配制　将Ⅱ号丙烯酸树脂用85%乙醇溶液浸泡过夜，溶解后用120目筛网滤过；加入邻苯二甲酸二乙酯、蓖麻油和聚山梨酯80研磨均匀，另将其他成分加入上述包衣液研磨均匀，即得。

（2）包衣操作　将制得的阿司匹林片置包衣锅内，开动电机使包衣锅旋转，转速为30~40r/min，片子温度控制在40℃~50℃，将配制好的包衣溶液用喷枪连续喷雾于转动的片子表面，根据片子表面干湿情况，调节片子温度和喷雾速度，使包衣溶液的喷雾速度和溶媒挥发速度相平衡，即以片面既不太干也不太潮湿为度。如片子较湿（滚动迟缓），则停止喷雾以防粘连，待片子干燥后再继续喷雾，直至包衣增重为4%~5%为宜。将包好片子，置30℃~40℃烘箱干燥过夜，即得肠溶衣片。

（三）片剂的质量检查

对片剂的质量要求主要有以下几个方面。

1. 外观　肉眼观察，片剂应表面完整光洁，色泽均匀，边缘整齐。

2. 硬度　采用片剂硬度计测定，片剂应有适宜硬度和耐磨性。普通片剂的硬度应在5kg以上，抗张强度在1.5~3.0MPa之间。

3. 脆碎度　按照《中国药典》（2015年版）四部通则0923片剂脆碎度检查法的规定检查，脆碎度用于检查非包衣片（片芯）的脆碎情况及其他物理强度，采用片剂脆碎度测定仪测定。

检查法：片重为0.65g或以下者，取若干片使其总重量约为6.5g；片重大于0.65g者取10片。用吹风机吹去片剂脱落的粉末，精密称重，置圆筒中，转动100次。取出，同法除去粉末，精密称重，减失重量不得过1%，且不得检出断裂、龟裂及粉碎的片剂。

4. 重量差异　按照《中国药典》（2015年版）四部通则0101片剂中重量差异检查法的规定检查，片剂重量差异限度：平均片重或标示片重0.30g以下的为±7.5%，0.30g或0.30g以上的为±5%。薄膜衣片应在包薄膜衣后检查重量差异并符合规定。

检查法：取供试品20片，精密称定总重量，求得平均片重后，再分别精密称定每片的重量，每片重量与平均片重相比较，超出重量差异限度的不得多于2片，并不得有1片超出限度的1倍。

5. 崩解时限　按照《中国药典》（2015年版）四部通则0921肠溶衣片崩解时限检查法的规定检查。取供试品6片，分置吊篮的玻璃管中，启动崩解仪进行检查，先在盐酸溶液（9→1000）中检查2小时，然后继将吊篮取出，用少量水洗涤后，每管各加入挡板一块，再按上述方法在磷酸盐缓冲液（pH 6.8）中进行检查，1小时内应全部崩解。如有1片不能完全崩解，应另取6片复试，均应符合规定。

6. 包衣质量检查

（1）增重检查　称量包衣后片剂重量，并与包衣前进行比较。

（2）耐湿、耐水性试验　将包衣片于恒温、恒湿装置中放置一定时间，检查片剂重量变化。

（3）抗热试验　取包衣片置红外灯下加热4小时，片面应无变化。

五、实验结果与讨论

将片剂质量检查结果填入表8-1和表8-2，并对试验结果进行分析。

表8-1　阿司匹林片质量检查结果

检查项目	实 验 结 果
外观	
硬度	
脆碎度	
重量差异	
崩解时限	

表8-2　阿司匹林肠溶片质量检查结果

检查项目	实 验 结 果
增重（%）	
耐湿、耐水性	
抗热试验	

六、注意事项

1. 阿司匹林片制备注意事项

（1）阿司匹林应先粉碎过80目筛，然后与辅料混合，羧甲基淀粉钠量较少采用等量递增法混合，以确保混合均匀。

（2）黏合剂用量要恰当，使软材达到以手握可成团、手触即能散为度。

（3）阿司匹林在湿、热下不稳定，易变色并水解成水杨酸和醋酸。处方中加入酒石酸或枸橼酸作为稳定剂；制备过程中尽量避免药物与金属的接触，使用非金属容器和用具，如乳钵、尼龙筛网等；润滑剂不使用硬脂酸镁，而用滑石粉；干燥温度不宜过高，以避免加速药物水解。

2. 阿司匹林肠溶衣片制备注意事项

（1）包衣时，应先将阿司匹林片（片芯）于50℃干燥20分钟左右，并吹去片子表面的细粉。

（2）遇金属不稳定的药物片剂在包衣时，必须选用不锈钢包衣锅，并先在包衣锅内喷雾覆盖一层包衣膜。

（3）包衣温度应控制在50℃左右，过高温度易使药物分解或使片子表面产生气泡，衣膜与片芯分离。

七、思考题

1. 小剂量药物在压片过程中，易出现的问题有哪些？如何解决？

2. 大多数药物在压片过程中，为什么需先制成颗粒？

3. 常用肠溶性薄膜包衣材料有哪些？

4. 分析本实验中片剂制备处方和包衣液处方中各成分的作用。

5. 对湿热不稳定的药物进行处方设计和制备时应考虑哪些问题？

（程铁峰）

实验九　穿心莲内酯滴丸的制备

一、实验目的和要求

1. 掌握滴制法制备丸剂的工艺过程。
2. 熟悉影响滴丸质量的因素。

二、实验原理

滴丸（guttate pills）系指原料药物与适宜的基质加热熔融混匀，滴入不相混溶、互不作用的冷凝介质中，由于表面张力的作用使液滴收缩成球状而制成的制剂，主要供口服用。

滴丸基质主要分为水溶性与非水溶性两大类。水溶性基质包括聚乙二醇类（PEG4000、6000）、肥皂类、硬脂酸钠、泊洛沙姆和甘油明胶等，可提高药物的溶出速度。非水溶性基质包括硬脂酸、单硬脂酸甘油酯、虫蜡、氢化油及植物油等，可使药物缓慢释放。在实际应用中，也常采用水溶性与非水溶性混合基质，混合使用可调节基质极性，增加药物的溶解度，调节溶出速度与溶散时限。

冷凝介质的相对密度与基质不宜相差较大，以免滴制冷凝过程中丸剂上浮或下沉过快，影响滴丸的成形性。水溶性基质滴丸常用液状石蜡、二甲硅油等作冷凝介质，非水溶性基质则常用水或乙醇等。

滴丸的制备采用滴制法，常用设备为滴丸机，本实验采用自制的滴丸制备装置，如图9-1所示。其中原料药物与基质的混匀过程主要采用熔融法或溶剂-熔融法，两法均需要加热，所以一般热敏感药物不宜制成滴丸。

本实验以难溶性的穿心莲内酯为模型药物与基质PEG6000采用熔融法混匀制备滴丸。该滴丸具有祛热解毒，消炎止痛之功效，主要用于上呼吸道感染和痢疾，因此，选用水溶性PEG6000作为基质以发挥速效作用。PEG6000熔点低（55℃～60℃），具有良好分散力和较大内聚力，能够得到质量较好的滴丸；且能使难溶性药物以分子状态分散其中，提高药物的溶出速率。

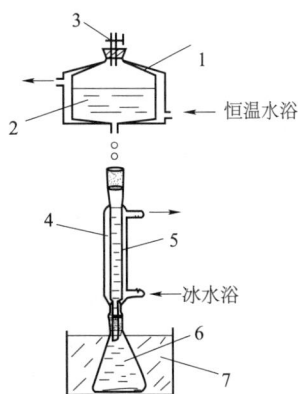

图9-1　滴丸制备装置
1. 贮液罐；2. 熔融液；3. 滴速控制旋钮；
4. 冷却柱；5. 冷凝液；6. 滴丸收集瓶；
7. 冰水浴槽

三、仪器和试剂

1. **仪器**　滴丸制备装置、恒温水浴、崩解时限测定仪、电子天平、蒸发皿等。
2. **试剂**　穿心莲内酯、PEG6000、二甲硅油。

四、实验内容

穿心莲内酯滴丸的处方、制备方法及质量检查要求如下。

1. 处方

穿心莲内酯	10g
PEG6000	30g

2. 制备 采用熔融法滴制，工艺流程见图 9-2。

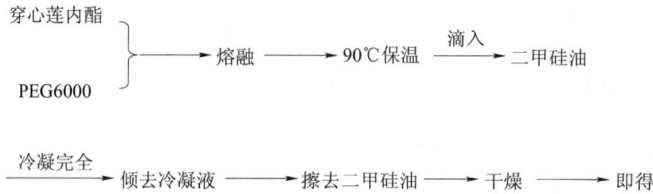

图 9-2 穿心莲内酯滴丸制备工艺流程

（1）称取 30g PEG6000 于蒸发皿中，在 80℃～90℃水浴上加热融化成澄清溶液，将 10g 穿心莲内酯细粉加入其中，搅拌使分散溶解，水浴上熔融，搅匀，过滤至 90℃保温贮液罐中。

（2）滴头直径 3mm，调节滴速及滴距，将熔融液滴入冷凝介质二甲硅油中。本实验考察不同的滴速、滴距、冷却温度对滴丸成形性的影响（考察一个因素时另两个固定不变），不同的实验条件如下。①滴速考察实验：固定滴距 4cm 和冷却温度 6℃，滴速低、高分别为 20 滴/分和 40 滴/分；②滴距考察实验：固定滴速 40 滴/分和冷却温度 6℃，滴距低、高分别为 4cm 和 7cm；③冷却温度考察实验：固定滴速 40 滴/分和滴距 4cm，冷却温度低、高分别为 2℃ 和 6℃。

选用滴丸外观的圆整度、拖尾和粘连作为观察指标进行记录，并打分，打分标准为：外形由圆整到不圆整为 5~1 分，拖尾由好到差为 5~1 分，粘连由不粘连到粘连为 5~1 分。

（3）待冷凝完全，取出滴丸，沥净，用滤纸擦去丸上二甲硅油，放置自然干燥，即得。

3. 质量检查 选取滴速为 40 滴/分，滴距 4cm，冷却温度 6℃条件下制备的滴丸进行以下项目质量检查。

（1）外观 应呈球状，大小均匀、色泽一致。

（2）重量差异 取滴丸 20 丸，精密称定总重量，求得平均丸重后，再分别精密称定各丸的重量。每丸重量与平均丸重相比较，超出重量差异限度的丸剂不得多于 2 丸，并不得有 1 丸超出限度 1 倍。滴丸重量差异限度应符合《中国药典》（2015 年版）四部通则 0108 丸剂项下规定，如表 9-1 所示。

表 9-1 滴丸重量差异限度要求

标示丸重或平均丸重	重量差异限度
0.03g 及 0.03g 以下	±15%
0.03g 以上至 0.1g	±12%
0.1g 以上至 0.3g	±10%
0.3g 以上	±7.5%

（3）溶散时限的测定　取供试品 6 丸，选择适当孔径筛网的吊篮（滴丸直径在 2.5mm 以下的用孔径约 0.42mm 的筛网；在 2.5~3.5mm 之间的用孔径约 1.0mm 的筛网；在 3.5mm 以上的用孔径约 2.0mm 的筛网），按照《中国药典》（2015 年版）四部通则 0921 崩解时限检查法中片剂项下的方法不加挡板进行检查，应在 30 分钟内全部溶散。如有 1 丸不能全部溶散，应另取 6 丸，按上述方法复试，均应符合规定。如有细小颗粒状物未通过筛网，但已软化且无硬心者可按符合规定论。

五、实验结果与讨论

根据上述实验内容测定相关滴丸质量，并讨论影响滴丸成形性的因素。

（1）滴速对滴丸成形性影响，实验结果填入表 9-2，讨论。

表 9-2　不同滴速对滴丸成形性的影响

滴速（滴/min）	圆整度	拖尾	黏连	总分
20				
40				

（2）滴距对滴丸成形性影响，实验结果填入表 9-3，讨论。

表 9-3　不同滴距对滴丸成形性的影响

滴距（cm）	圆整度	拖尾	黏连	总分
4				
7				

（3）冷却温度对滴丸成形性影响，实验结果填入表 9-4，讨论。

表 9-4　不同冷却温度对滴丸成形性的影响

冷却温度（℃）	圆整度	拖尾	黏连	总分
2				
6				

（4）记录指定实验条件下制备的穿心莲内酯滴丸的外观、重量差异和溶散时间。

六、注意事项

1. 滴丸的成形与基质种类、含药量、冷凝介质以及冷却温度等多种因素有关。液滴密度与冷凝液密度相差过大，沉降速度过快，则不易得到球形滴丸。冷却距离不足或冷却温度偏高，均使滴丸不能充分固化而相互粘连。含药量过高会在滴丸冷却成形或贮放后出现表面析晶现象。

2. 滴制过程中保持原料药与基质的熔融液恒温，控制贮液罐温度维持在 90℃。

3. 制备滴丸前检查滴速控制的稳定性，滴制液压的恒定性等影响滴丸质量的均一性的因素。

4. 根据药物的性质与使用、贮藏的要求，滴丸还可包糖衣或薄膜衣，也可使用混合基质。

七、思考题

1. 滴丸剂有何特点？如何选择滴丸的基质？
2. 在滴法制丸时应注意哪些问题？

（左　岚）

实验十 软膏剂的制备与软膏释放度的测定

一、实验目的和要求

1. 掌握不同类型基质的软膏剂制备方法。
2. 熟悉软膏剂中药物释放的测定方法。
3. 了解软膏剂不同基质对药物释放的影响。

二、实验原理

软膏剂（ointmemts）系指药物与油脂性或水溶性基质混合制成的均匀半固体外用制剂。乳膏剂（creams）系指药物溶解或分散于乳剂型基质中制成的均匀半固体外用制剂。广义的软膏剂概念包含乳膏剂。基质不仅是软膏剂的赋形剂和药物的载体，而且对药物的释放与吸收具有重要的影响。软膏剂的基质分为油脂性基质、水溶性基质和乳剂型基质。其中乳剂型基质又分为水包油（O/W）型基质和油包水（W/O）型基质。药物在基质中的分散状态可为溶液或者混悬。

软膏剂的制备方法有熔合法、研和法和乳化法。熔合法适用于处方中含有不同熔点基质的软膏剂制备；研和法适用于通过研磨即可使基质与药物均匀混合，或药物不宜受热的软膏剂制备；乳化法适用于乳膏剂的制备。药物加入基质中的方法视具体情况而定。所制得的软膏剂应均匀、细腻，具有适当的黏稠性，易涂于皮肤或黏膜上且无刺激性。

药物自软膏基质中的释放是影响软膏剂质量的重要因素，可以通过释放参数来评价软膏基质的优劣。药物从基质中的释放有多种体外测定方法，琼脂扩散法是一种比较简单易行的方法。它是采用琼脂凝胶为扩散介质，将软膏剂涂在含有指示剂的琼脂表面，测定不同时间释放的药物在凝胶层扩散并与指示剂产生的呈色区高度来比较药物自基质中释放的速度。扩散距离即呈色区高度与时间的关系可用 Lockie 经验式表示：

$$y^2 = KX \tag{10-1}$$

式中，y 为呈色区高度，mm；X 为扩散时间，h；K 为扩散系数，mm^2/h。

以不同时间的呈色区高度平方 y^2 对扩散时间 X 作图，应得一条通过原点的直线，此直线的斜率即为 K，K 值反映了软膏释药能力的大小。

三、仪器和试剂

1. 仪器 烧杯、研钵、水浴锅、玻棒、刻度试管、蒸发皿、天平等。
2. 材料 十八醇、白凡士林、石蜡、液状石蜡、十二烷基硫酸钠、羟苯乙酯、甘油、单硬脂酸甘油酯、司盘40、聚乙二醇4000（PEG 4000）、聚乙二醇400（PEG 400）、乳化剂OP、氯化钾、氯化钠、氯化钙、水杨酸、纯化水。

四、实验内容

（一）含油脂性基质的水杨酸软膏的制备

1. 处方

水杨酸	1.0g
液状石蜡	适量
白凡士林	加至20g

2. 制备 取1.0g水杨酸置于研钵中，加入适量液状石蜡研成糊状，分次加入白凡士林至20g，混合，研匀即得。

（二）含O/W型乳剂型基质的水杨酸软膏的制备

1. 处方

水杨酸	1.0g
白凡士林	2.4g
十八醇	1.6g
单硬脂酸甘油酯	0.4g
十二烷基硫酸钠	0.2g
甘油	1.4g
羟苯乙酯	0.04g
纯化水	加至20g

2. 制备 取处方量的白凡士林、十八醇和单硬脂酸甘油酯置于干燥烧杯中，水浴加热至70℃~80℃使其熔化，将处方量的十二烷基硫酸钠、甘油、羟苯乙酯和纯化水置另一烧杯中加热至70℃~80℃使其溶解，在同温下将水相缓慢加到油相中，边加边搅拌至冷凝，即得O/W型乳剂型基质。取水杨酸1.0g置于软膏板上或研钵中，分次加入所制得基质，研匀，制成20g水杨酸软膏。

（三）含W/O型乳剂型基质的水杨酸软膏的制备

1. 处方

水杨酸	1.0g
单硬脂酸甘油酯	2.0g
石蜡	2.0g
白凡士林	1.0g
液状石蜡	10.0g
司盘40	0.1g
乳化剂OP	0.1g
羟苯乙酯	0.02g
纯化水	加至20g

2. 制备 取处方量的石蜡、单硬脂酸甘油酯、白凡士林、液状石蜡、司盘40、乳化剂OP和羟苯乙酯置于蒸发皿中，水浴上加热熔化并保持80℃，缓慢加入同温度的纯化水中，边加

边搅拌至冷凝，即得 W/O 型乳剂型基质。取水杨酸 1.0g 置于软膏板上或研钵中，分次加入所制得基质，研匀，制成 20g 水杨酸软膏。

（四）含水溶性基质的水杨酸软膏的制备

1. 处方

水杨酸	1.0g
PEG 400	11.0g
PEG 4000	5.9g
甘油	2.0g
苯甲酸钠	0.1g

2. 制备　将处方量的 PEG 400、PEG 4000 称至烧杯中，于 60℃ 水浴中加热至熔融，再加入甘油 2.0g 和苯甲酸钠 0.1g，搅拌至冷凝，即得水溶性基质。取水杨酸 1.0g 置于软膏板上或研钵中，分次加入所制得基质，研匀，制成 20g 水杨酸软膏。

（五）水杨酸软膏的体外释放试验

1. 林格溶液的配制　将 0.85g 氯化钾、0.03g 氯化钠、0.048g 氯化钙置于 100ml 烧杯中，加适量纯化水溶解并转移至 100ml 容量瓶中，加纯化水至刻度定容。

2. 含指示剂的琼脂凝胶的制备　称取琼脂 2g 置烧杯中，加入林格溶液 100ml，水浴加热溶解，趁热用纱布过滤除去悬浮杂质，室温冷却至约 60℃，再加入三氯化铁溶液 3ml，配制法见《中国药典》（2015 年版）四部通则 8002，混匀，立即沿壁倒入内径相同的 8 支刻度试管中（试管长约 10cm），不得产生气泡，每管上端余留 1cm 高度的空间供填装软膏，垂直静置，室温冷却成凝胶。

3. 软膏释放试验　用软膏刀分别将制成的水杨酸软膏填装入装有琼脂的刻度试管内，软膏应铺至与琼脂表面密切接触，并且装至与管口齐平。每种软膏各装两管。装填完毕后试管应垂直放置，并于第 1、3、6、9、24 小时观察和测定呈色区的高度。

五、实验结果与讨论

1. 记录水杨酸软膏释药试验中测得的呈色区高度，填于表 10-1。根据实验所得数据，用呈色区高度（即扩散距离 y）的平方为纵坐标，时间 X 为横坐标作图或采用计算机线性回归，拟合一直线。求此直线的斜率即为扩散系数 K，将测得不同扩散系数 K 填入表 10-1，比较各软膏基质的释药能力。

表 10-1　水杨酸软膏剂释药试验的呈色区高度（y，mm）

扩散时间（h）	油脂性基质	O/W 型乳剂型基质	W/O 型乳剂型基质	水溶性基质
1				
3				
6				
9				
24				
扩散系数 K				

2. 将所制备得到的 4 种水杨酸软膏取少量涂布在自己的皮肤上，评价是否均匀细腻，并且通过涂抹皮肤的感觉，比较 4 种软膏的黏稠性与涂布性。讨论 4 种软膏处方中各组分的

作用。

六、注意事项

1. 实验内容"（一）含油脂性基质的水杨酸软膏的制备"处方中的凡士林基质可根据气温以液状石蜡调节稠度。

2. 水杨酸需先粉碎成细粉，配制过程中应避免接触金属器皿。

七、思考题

1. 本实验中 4 种水杨酸软膏的制备方法是什么？

2. 制备乳剂型软膏基质时应注意什么？为什么要加温至 70℃ ~ 80℃？

3. 用于烧伤或严重创伤的软膏剂在制备时应注意什么？

4. 影响药物从软膏剂基质释放的因素有哪些？

（沈　腾）

实验十一　栓剂的制备

一、实验目的和要求

1. 掌握热熔法制备栓剂的工艺和操作要点。
2. 掌握置换价的测定及其在栓剂制备中的应用。
3. 熟悉不同类型栓剂基质的特点及适用情况。
4. 了解栓剂的质量评价。

二、实验原理

1. 栓剂的概念及分类　栓剂（suppositories）系指药物与适宜基质制成的供腔道给药的固体制剂，栓剂因施药腔道的不同，分为直肠栓、阴道栓和尿道栓。直肠栓为鱼雷形、圆锥形或圆柱形等；阴道栓为鸭嘴型、球形或卵形等；尿道栓一般为棒状。栓剂既可以发挥局部作用，也可以发挥全身作用。目前常用的有直肠栓和阴道栓，其栓剂模具如图11-1所示。

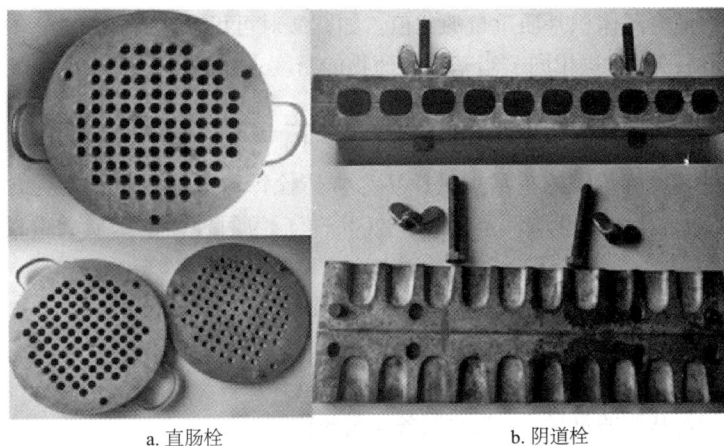

a. 直肠栓　　　　　　　　　　　　　b. 阴道栓

图 11-1　常用栓剂模具

2. 栓剂的一般质量要求　按照《中国药典》（2015年版）四部通则0107规定，栓剂中原料药物与基质应混合均匀，其外形应完整光滑；放入腔道后应无刺激性，应能融化、软化或溶化，并与分泌液混合，逐渐释放出药物，产生局部或全身作用；应有适宜的硬度，以免在包装或贮存时发生变形。

3. 栓剂基质的种类　栓剂的基质可分为油脂性基质、水溶性基质两类。常见的油脂性基质包括可可豆脂、半合成或合成脂肪酸酯等；水溶性基质有甘油明胶、聚乙二醇类、聚氧乙烯（40）单硬脂酸酯和泊洛沙姆等。在某些栓剂中，根据需要可加入表面活性剂、抗氧剂、抑菌剂等，以使药物易于释放、被机体吸收及改善栓剂的稳定性。

4. 栓剂的制备工艺　栓剂可用挤压成形法和模制成形法制备，可根据基质的不同性质选择相应的制备方法。一般脂肪性基质可采用上述方法的任何一种，而水溶性基质则多采用模制成形法。模制成形法制备栓剂的工艺流程如图11-2所示。

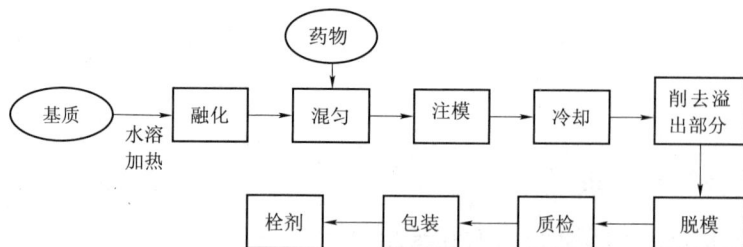

图11-2　模制成形法制备栓剂流程

制备栓剂用的固体原料药物，除另有规定外，应预先用适宜方法制成细粉或最细粉。制备油脂性基质栓剂时，油溶性药物可直接溶于基质中；不溶于油脂而溶于水的药物可先加少量水溶解，再以适量羊毛脂吸收后与基质混合。灌注模具时，应注意使温度接近凝结温度并随加随搅拌，使药物分布均匀，防止沉积。为了使栓剂冷却成形后易于从栓模中脱模，模孔内侧应涂润滑剂。润滑剂的选择与基质的性质有关，油脂性基质的栓剂，常用软肥皂：甘油：95%乙醇按1：1：5混合制成的溶液作为润滑剂；水溶性基质，则用液状石蜡、植物油等油性润滑剂。有的基质本身因具有一定的润滑性，如可可豆脂和聚乙二醇类，也可不用润滑剂。

5. 置换价　在栓剂处方设计及制备中，为保证投料的准确性，常需测定药物的置换价。置换价f为药物重量与同体积基质重量的比值。如鞣酸对可可豆脂置换价为1.6，即1.6g鞣酸与1.0g可可豆脂所占的体积相同。当基质和药物的密度未知时，可用下式计算置换价：

$$f = \frac{W}{G - (M - W)} \qquad (11-1)$$

式中，G为纯基质栓每粒的平均重量；M为含药栓每粒平均重量；W为含药栓中每粒平均含药量；$M-W$为含药栓中基质的重量；$G-(M-W)$为两种栓中基质的重量差值，即与药物同体积基质的重量。

用测定的置换价可以方便地计算该种栓剂所需要基质的重量X：

$$X = \left(G - \frac{W}{f} \right) \cdot n \qquad (11-2)$$

式中，X为需要基质的重量；n为拟制备栓剂的枚数。

6. 栓剂的质量评价　栓剂的质量评价包括外观、主药含量、重量差异、融变时限及体外溶出试验等评价项目。

7. 栓剂的包装与贮存　栓剂所用内包装材料如铝箔或塑料盒等应无毒性，并不得与原料药物或基质发生理化作用，除另有规定外，应在30℃以下密闭贮存和运输，防止因受热、受潮而变形、发霉、变质。

三、仪器和试剂

1. 仪器　栓模、蒸发皿、研钵、水浴锅、玻棒、冰箱、分析天平、融变时限检查仪等。

2. 试剂 吲哚美辛、醋酸氯己定、替硝唑、甲硝唑、半合成脂肪酸酯、硬脂酸聚氧乙烯（40）酯、聚乙二醇 4000、聚乙二醇 6000、甘油、明胶、硬脂酸、碳酸钠、碳酸氢钠、枸橼酸、聚山梨酯 80、冰片、乙醇、蒸馏水等。

四、实验内容

（一）吲哚美辛栓的制备（油脂性基质栓剂）

1. 处方

吲哚美辛	0.5g
半合成脂肪酸酯	适量
制成	10 枚

2. 制备

（1）吲哚美辛置换价的测定

1）纯基质栓剂的制备 称取约 10g 半合成脂肪酸酯置蒸发皿中，在水浴上加热，待 2/3 基质熔化时停止加热，搅拌使全熔。待基质呈稍黏稠状态时，注入涂有润滑剂的栓模中。冷却凝固后，削去模孔上溢出部分，脱模，得完整的纯基质栓数枚，用滤纸吸去栓剂表面的润滑剂后称重，每枚栓剂的平均重量为 G（g）。

2）含药栓的制备 称取 6g 半合成脂肪酸酯置蒸发皿上，于水浴上加热，至基质熔化 2/3 时，立即取下蒸发皿停止加热，利用余热搅拌至全熔。另称取 3g 研细的吲哚美辛（100 目），分次加至熔融的半合成脂肪酸酯中，不断搅拌使药物分散均匀。然后注入涂有润滑剂的栓模中，冷却固化后削去模口溢出部分，脱模，得完整的含药栓数枚，除去表面润滑剂后称重，每枚含药栓平均重量为 M（g），药物的重量为 W（g）。

3）置换价的计算 将上述得到的 M、G、W 代入式（11-1），求算吲哚美辛对半合成脂肪酸酯的置换价。

（2）吲哚美辛栓的制备

1）基质用量的计算 将上述实验得到的吲哚美辛的半合成脂肪酸酯置换价，按式（11-2）计算出每枚栓剂所需要基质的用量，并得出 10 枚栓剂所需要基质量。

2）栓剂的制备 称取研细的吲哚美辛 0.5g，另取计算量的半合成脂肪酸酯置蒸发皿中，于水浴上加热。其余按上述含药栓的制备方法操作，即制得吲哚美辛栓剂。

3. 注解

（1）半合成脂肪酸酯为油脂性基质，随温度升高，其体积增大，灌注时应注意混合物的温度，温度太高，冷却后栓剂易发生中空和顶端凹陷。另外，若药物混杂在基质中，灌模温度太高则药物易于沉降，影响含量均匀度。灌模温度太低，难以一次性完成灌模。故最好在熔融的含药基质具有一定黏稠度时灌模，灌至模口稍有溢出为度，且要一次性完成灌注。灌好的模型应置适宜的温度下冷却一定时间，冷却的温度不足或时间短，常常发生黏模；相反，冷却温度过低或时间过长，则又会使栓剂破碎。

（2）为了保证所测定置换价的准确性，制备纯基质和含药栓时应采用同一模具。

（二）甘油直肠栓的制备（水溶性基质）

1. 处方

甘油	16g
碳酸钠	0.4g

硬脂酸	1.6g
蒸馏水	2.0ml
制成	10 枚

2. 制备 称取 0.4g 干燥碳酸钠与 2.0ml 蒸馏水置于蒸发皿中，搅拌溶解，加 16g 甘油混合后置于水浴上加热，加热时缓缓加入 1.6g 硬脂酸细粉并随加随搅拌，待泡沸停止，溶液澄明后，注入已涂有润滑剂（液状石蜡）的栓模中，冷却，削去溢出部分，脱模即得。

3. 注解

（1）处方中硬脂酸与碳酸钠发生皂化反应生成钠肥皂，其化学反应式为：

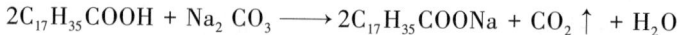

$$2C_{17}H_{35}COOH + Na_2CO_3 \longrightarrow 2C_{17}H_{35}COONa + CO_2 \uparrow + H_2O$$

甘油栓中含有大量甘油（约 90%～95%，质量分数），甘油与反应生成的钠肥皂混合，凝结成硬度适宜的块状，二者均具有轻泻作用。

（2）皂化反应生成二氧化碳，制备时务必除尽气泡后再注模，否则冷却凝固后栓剂内含有气泡形成空洞，影响栓剂的剂量与外观。成品水分含量不宜过多，因肥皂在水中呈胶体，水分过多会使成品发生混浊。故也有用硬脂酸钠与甘油，经加热、溶解、混合制成甘油栓，这样既可以省去皂化反应步骤又提高了甘油栓的质量，使甘油栓无水分渗出。

（三）醋酸氯己定阴道栓的制备（水溶性基质栓）

1. 处方

醋酸氯己定	0.25g
聚山梨酯 80	1.0g
冰片	0.05g
乙醇	2.5g
甘油	32.0g
明胶	9.0g
蒸馏水	加至 50g
制成	10 枚

2. 制备 取处方量的明胶置已称重的蒸发皿中（可连同玻棒一起称量），加入相当于明胶量 1.5～2.0 倍的蒸馏水浸泡约 30 分钟，使明胶膨胀变软，再加入甘油，在水浴上加热使明胶溶解，继续加热并轻轻搅拌使内容物重量达到 48～50g 为止。

另将醋酸氯己定溶于聚山梨酯 80 中，冰片溶于乙醇中，在搅拌下将冰片乙醇溶液加至醋酸氯己定混合物中，搅拌均匀。然后在搅拌下加至上述甘油明胶溶液中，搅匀，趁热注入已涂有润滑剂液状石蜡的栓模内，冷却，削去溢出部分，脱模即得。

3. 注解

（1）甘油明胶多用作阴道栓剂基质，是由甘油、明胶和水三者按照一定比例组成，具有弹性，在体温时不熔融，而是缓慢溶解于体液中释放药物，故作用缓和持久。其溶解速度与明胶、甘油和水三者比例有关，甘油和水的含量高时容易溶解。

（2）醋酸氯己定在水中微溶，在乙醇中溶解。处方中聚山梨酯 80 可以使醋酸氯己定均匀分散于甘油明胶基质中。

（3）明胶需先用水浸泡使之充分溶胀变软，再加热时才容易溶解。否则无限溶胀时间延长，且含有一些未溶解的明胶小块或颗粒。在加热溶解明胶及随后蒸发水分的过程中，均须轻轻搅拌，以免胶液中产生不易消除的气泡，使成品含有气泡，影响质量。

（四）替硝唑泡腾阴道栓的制备

1. 处方

替硝唑	5.0g
单硬脂酸聚氧乙烯（40）酯	20.0g
枸橼酸	3.0g
碳酸氢钠	2.0g
制成	10 枚

2. 制备 称取已干燥的处方量的泡腾剂（枸橼酸和碳酸氢钠）分别研细，过 100 目筛备用。将处方量的单硬脂酸聚氧乙烯（40）酯加热熔融，在搅拌下加入 5.0g 替硝唑细粉和泡腾剂，混合均匀。趁热注入鸭嘴型栓模中，经冷却凝固后削去模口溢出部分，脱模即得。

3. 注解

（1）泡腾栓剂的基质熔融时可以采用电热套加热，以避免水浴加热时水蒸气的带入影响栓剂的质量。

（2）泡腾栓的优点是用药后可产生大量泡沫，从而增加了药物与阴道和宫颈黏膜的接触，并使药物能渗入到黏膜皱褶深部，充分发挥治疗作用。

（五）甲硝唑栓剂的制备

1. 处方

甲硝唑（微粉）	0.5g
聚乙二醇 400	5g
聚乙二醇 6000	15g
制成	10 枚

2. 制备 称取处方量的聚乙二醇 400 与聚乙二醇 6000 置于蒸发皿中，在水浴上加热熔融混匀；加入研细的处方量甲硝唑微粉，趁热倾入栓模中，经冷却凝固后削去模口溢出部分，脱模即得。

3. 注解 为保证混合均匀，甲硝唑应研成细粉。聚乙二醇为水溶性基质，在体液中不熔化，但能缓慢溶解于体液中释放药物。

（六）栓剂的质量检查

1. 外观与色泽 栓剂的外观应完整光滑、无起霜或变色。

2. 重量差异 按照《中国药典》（2015 年版）四部通则 0107 栓剂项下操作进行。取供试品 10 粒，精密称定总重量，求得平均粒重后，再分别精密称定每粒的重量。每粒重量与平均粒重相比较（有标示粒重的中药栓剂，每粒重量应与标示粒重比较），按表 11-1 中的规定，超出重量差异限度的栓剂不得多于 1 粒，并不得超过限度 1 倍。

表 11-1　栓剂的重量差异限度

平均粒重或标示粒重	重量差异限度（%）
1.0g 及 1.0g 以下	±10%
1.0g 以上至 3.0g	±7.5%
3.0g 以上	±5%

3. 融变时限 按《中国药典》（2015 年版）四部通则 0922 融变时限检查法项下操作进

行。除另有规定外，脂肪性基质的栓剂 3 粒均应在 30 分钟内全部融化、软化或触压时无硬心；水溶性基质的栓剂 3 粒均应在 60 分钟内全部溶解。如有 1 粒不符合规定，应另取 3 粒复试，均应符合规定。

五、实验结果与讨论

1. 计算吲哚美辛的半合成脂肪酸酯置换价，10 枚栓剂所需要基质量。

2. 将栓剂的各项质量检查结果记录于表 11-2 中。

表 11-2　栓剂质量检查结果

名　称	外　观	重量（g）	重量差异限度（合格与否）	融变时限（min）
吲哚美辛栓				
甘油栓				
醋酸氯己定栓				
替硝唑泡腾栓				
甲硝唑栓				

3. 5 种栓剂中所用的基质的类型有何不同？选择栓剂基质时应考虑的因素有哪些？

六、注意事项

1. 在吲哚美辛栓剂的制备过程中，吲哚美辛易氧化变色，故混合时基质温度不宜过高。

2. 在制备甘油栓时，水浴要保持沸腾，硬脂酸细粉应少量分次加入，以与碳酸钠充分反应，使皂化反应充分进行，才能停止加热，否则会影响栓剂的质量。

3. 在甘油明胶栓的制备时，基质中蒸发水分需较长时间，须注意控制含水量至处方量。水量过多栓剂太软，水量过少栓剂又太硬。

4. 在泡腾栓剂的制备过程中，处方中枸橼酸和碳酸氢钠为泡腾剂，使用时要保持干燥状态，以减少水分的影响。

七、思考题

1. 制备吲哚美辛栓时计算置换价有何意义？

2. 甘油栓的制备原理是什么？操作时有哪些注意点？

3. 醋酸氯己定为何选用甘油明胶基质？制备该栓剂时应注意什么问题？

4. 栓剂测定融变时限的目的是什么？

（郝吉福）

实验十二　固体分散体的制备与验证

一、实验目的和要求

1. 掌握熔融法、共沉淀法制备固体分散体的制备工艺。
2. 熟悉固体分散体的鉴定方法。

二、实验原理

固体分散体（soliddispersion，SD）是将难溶性药物高度分散在适宜的固体材料中所形成的固体分散物。药物以分子、胶态、微晶或无定形状态等形式均匀分散在固体载体材料中，以提高药物分散度、减小药物粒径、增加表面积、提高药物的溶出速度。

固体分散体的载体材料可分为水溶性、难溶性和肠溶性三类，水溶性载体材料为高分子聚合物、表面活性剂、有机酸及糖等，其中以聚乙烯吡咯烷酮（PVP）、聚乙二醇类（PEG）较为常用。难溶性载体为乙基纤维素、胆固醇、β-谷甾醇、棕榈蜂蜡、巴西棕榈蜡等。肠溶性载体材料为醋酸纤维素酞酸酯（CAP）、羟丙基甲基纤维素酞酸酯（HPMCP）等。

固体分散体的制备方法有：熔融法、溶剂法、溶剂-熔融法等。熔融法是将药物与载体混匀，加热至熔融，将熔融物在剧烈搅拌下迅速冷却至固体，或将熔融物倒在不锈钢板上，使成薄层，骤冷迅速成固体，然后将所制固体置干燥器中，在一定温度下放置，使样品变脆易于粉碎。溶剂法又称共沉淀法，即将药物与载体材料共同溶于有机溶剂中，蒸去有机溶剂后使药物与载体材料同时析出，得到共沉淀固体分散体，经干燥即得。溶剂-熔融法是先将药物溶于少量有机溶剂中，然后将此溶液加入已熔融的载体中搅拌均匀，冷却固化后得到固体分散体。固体分散体载药量较低、放置过程中易出现老化等。

通过测定药物溶解度和溶出速度的改变、热分析法、X 射线衍射法、红外光谱、扫描电镜观察法、核磁共振波谱法等方法对固体分散体进行分析鉴定。

三、仪器和试剂

1. 仪器　蒸发皿、研钵、微孔滤膜、移液管、量瓶、分析天平、紫外分光光度计、溶出度测定仪、水浴锅、不锈钢盘、干燥器、冰箱等。

2. 试剂　聚乙二醇 6000（PEG 6000）、聚乙烯吡咯烷酮 K30（PVPK30）、布洛芬原料药、黄芩苷原料药、黄芩苷对照品、布洛芬对照品、氢氧化钠、蒸馏水、无水乙醇、95% 乙醇、盐酸等。

四、实验内容

（一）布洛芬固体分散体

1. 布洛芬固体分散体的制备

（1）处方

布洛芬   1g

PEG 6000   9g

（2）制备

1）熔融法制备固体分散体　按处方量称取布洛芬及 PEG 6000，置蒸发皿中混匀，置水浴上加热至熔融；将熔融物倒在不锈钢盘上，使成薄层，置冰箱中冷冻，熔融物骤冷迅速成固体，冷却 10 分钟，粉碎，即得。

2）物理混合物的制备　按处方量称取布洛芬、PEG 6000，于乳钵中研磨混合均匀，即得。

2. 溶解度的测定

（1）标准曲线的制作　精密称定干燥至恒重的布洛芬对照品 30mg，置 50ml 量瓶中，用 0.4%NaOH 溶液溶解并稀释至刻度，摇匀。精密吸取上述溶液 1.0、3.0、5.0、7.0、9.0ml 分别置于 10ml 量瓶中，用 0.4%NaOH 溶液稀释至刻度，摇匀。于 265nm 处测定吸光度（A），以吸光度对浓度回归，求出标准曲线方程。

（2）布洛芬原料药溶解度的测定　精密称定 0.05g 布洛芬的原料药，加 20ml 水溶解，0.45μm 微孔滤膜过滤，取续滤液 9ml 于 10ml 量瓶中，加 0.4%的 NaOH 溶液稀释至刻度，摇匀。在波长为 265nm 处测定吸收度，记为 A_1。

（3）物理混合物中布洛芬溶解度的测定　精密称定布洛芬的物理混合物 0.5g（相当于 0.05g 布洛芬），加水 20ml，搅拌 5 分钟，0.45μm 微孔滤膜过滤，取续滤液 9ml 于 10ml 量瓶中，加 0.4%的 NaOH 溶液稀释至刻度，摇匀，在波长为 265nm 处测定吸光度，记为 A_2。

（4）固体分散体中布洛芬溶解度的测定　取布洛芬的固体分散体 0.5g（相当于 0.05g 布洛芬）精密称定，加水 20ml，搅拌 5 分钟，0.45μm 微孔滤膜过滤，取续滤液 9ml 于 10ml 量瓶中，加 0.4%的 NaOH 溶液稀释至刻度，摇匀，在波长为 265nm 处测定吸光度，记为 A_3。将以上测得的吸光度 A_1、A_2、A_3 分别带入标准曲线方程，计算每种样品中布洛芬的溶解度。

（二）黄芩苷固体分散体

1. 黄芩苷固体分散体（共沉淀物）的制备

（1）处方

黄芩苷   1g

PVPK-30   8g

（2）制备

1）黄芩苷-PVP 共沉淀物的制备　称取 1g 黄芩苷，8g PVPK30，置蒸发皿内，加入无水乙醇 10ml，在 60℃~70℃水浴上加热溶解，在搅拌下快速蒸去溶剂，取蒸发皿，置干燥器内干燥、粉碎，即得。

2）黄芩苷-PVP 物理混合物的制备　称取 1g 黄芩苷，8g PVPK30 置乳钵内，研磨混匀，即得。

2. 溶出速度的测定

（1）标准曲线的制备　精密称定干燥至恒重的黄芩苷对照品 10mg，置于 100ml 量瓶中，加入 50% 乙醇 70ml，超声溶解后，冷却至室温，用 50% 乙醇稀释至刻度，混匀，即得 0.1mg/ml 的黄芩苷对照品溶液，精密吸取黄芩苷对照品溶液 0.2、0.4、0.6、0.8、1.0ml，分别置于 10ml 量瓶中，用 50% 乙醇稀释至刻度，混匀，于 278nm 处测量吸光度（A），以吸光度对浓度回归，得标准曲线方程。

（2）样品的含量测定　分别取黄芩苷-PVP 共沉淀物、黄芩苷-PVP 物理混合物适量，精密称定（相当于黄芩苷 10mg），分别置于 100ml 量瓶中，加入 50% 乙醇 70ml，超声溶解后，冷却至室温，用 50% 乙醇稀释至刻度，混匀，精密吸取 0.6ml 置于 10ml 量瓶中，用 50% 乙醇稀释至刻度，混匀，分别于 278nm 波长测定吸光度，代入回归方程，计算两种样品中黄芩苷百分含量。

（3）溶出度的测定（桨法）　取人工胃液 900ml 置于溶出杯中，分别测定黄芩苷-PVP 共沉淀物、黄芩苷-PVP 物理混合物中黄芩苷的溶出度。取样品适量（相当于黄芩苷 50mg），精密称定，置溶出杯中，搅拌桨转速约为 100r/min，分别于 5、10、15、20、30、40、50、60 分钟取样，每次取样 10ml（随时补液 10ml），用 0.45μm 微孔滤膜过滤，取续滤液 5.0ml，置于 10ml 量瓶中，冷至室温，加无水乙醇稀释至刻度，摇匀，于 278nm 测定吸光度，带入标准曲线回归方程，计算黄芩苷累计溶出百分率，绘制溶出曲线，计算样品中黄芩苷累积溶出 50% 需要的时间。

五、实验结果与讨论

1. 原料药、物理混合物、固体分散体中布洛芬溶解度测定结果填入表 12-1。

表 12-1　布洛芬溶解度测定结果

样　品	A 值	溶解度（g/100ml）
原料药		
物理混合物		
固体分散体		

2. 绘制原料药、物理混合物、固体分散体中黄芩苷溶出曲线，计算累积溶出 50% 需要的时间（$t_{0.5}$）填入表 12-2。

表 12-2　黄芩苷溶出度测定结果

样　品	$t_{0.5}$（min）
原料药	
物理混合物	
固体分散体	

六、注意事项

1. 熔融法制备固体分散体的关键在于熔融物料的骤冷，故将熔融的物料倾倒在不锈钢盘内，将此盘置于冰箱冷冻室内保存。粉碎和称量操作注意快速进行，以免吸潮。

2. 黄芩苷-PVP 共沉淀物的制备时，应在搅拌下快速蒸发，以提高共沉淀物的均匀性。

3. 共沉淀物蒸去溶剂后，倾入不锈钢板上应迅速冷凝固化，有利于提高共沉淀物的溶出速度。

4. 样品搅拌溶解时，应保持搅拌时间一致，防止因搅拌时间差异造成溶出差别，因此本实验均控制搅拌时间为 5 分钟。

七、思考题

1. 简述固体分散体速释和缓释的原理。
2. 简述制备固体分散体的目的、意义。
3. 固体分散体在贮藏期内容易发生老化现象，如何延缓其老化，提高稳定性？
4. 比较原料药、物理混合物、固体分散体的溶解度，并对此作出合理解释。

（贾永艳）

实验十三　包合物的制备与验证

一、实验目的和要求

1. 掌握饱和水溶液法制备包合物的工艺，包合物形成的验证方法。
2. 熟悉 β-环糊精的性质及应用。
3. 包合物的含油率、油的利用率及包合物收得率的计算方法。

二、实验原理

（一）包合物概念、特点

包合物（inclusion compound）是指一种分子被全部或部分包藏于另一种分子的空穴结构内形成的特殊复合物，由主分子和客分子组成。主分子即是包合材料，提供一定的空穴结构以将药物包裹在内，被包合在主分子空穴中的小分子药物，称为客分子，通常按 1∶1 比例形成分子囊，亦称"分子胶囊"。当药物分子与包合材料形成包合物后，可以增加药物溶解度，提高生物利用度；可以使液体药物固体化，提高药物的稳定性，防止挥发性成分逸散；掩盖药物的不良臭味；减少药物的刺激性，降低毒副作用；调节药物释放速度。

（二）包合材料及包合物形成原理

目前常用的包合材料为环糊精及其衍生物。环糊精（cyclodextrin，CD）是淀粉用嗜碱性芽孢杆菌产生的环糊精葡萄糖转位酶作用所形成的产物，为水溶性的非还原性白色结晶状粉末，一般为 6~12 个葡萄糖分子以 α-1，4-糖苷键连接而成的环状化合物，分子立体结构是一个环状中空的圆筒形，分子内部以氧原子为主，具有疏水性，分子外部以羟基为主，具有亲水性，常见的有 α、β、γ 三种。其中 β-环糊精（β-CD），如图 13-1 所示，是由 7 个葡萄糖分子连接而成的低聚糖化合物，空穴内径为 0.7~0.8nm，其在水中的溶解度随着温度的升高而增大，在 20、40、60、80、100℃时的溶解度分别为 1.85、3.7、8.0、18.3、25.6g/100ml。因此，可采用饱和水溶液法，将 β-CD 的饱和水溶液与药物混合，客分子（药物）进入主分子（β-CD）的空穴后，降低温度，包合物从水中析出，从而得到包合物。包合过程是单纯的物理过程，包合物的形成及稳定性主要取决于主分子与客分子的立体结构和两者的极性。能形成包合物的通常都是有机药物，其分子必须同环糊精空穴的形状、大小相适应，并且疏水性或非解离型的药物更容易进入疏水性的主分子空穴中。

（三）包合物的质量检查和验证

（1）包合物的质量检查项目　包合物的含油率、油的收率及包合物的收率。

$$包合物的含油率 = \frac{包合物中实际含油量（g）}{包合物量（g）} \times 100\% \qquad (13-1)$$

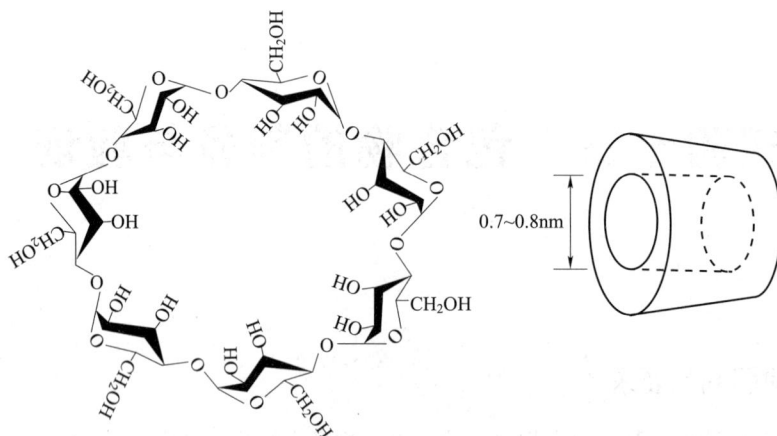

图 13-1 β-环糊精的环状结构及几何图形尺寸

$$包合物中油的收率=\frac{包合物中实际含油量（g）}{投油量（g）}\times100\% \tag{13-2}$$

$$包合物的收率=\frac{包合物的量（g）}{投入的环糊精量（g）+薄荷油投入量（g）}\times100\% \tag{13-3}$$

（2）包合物验证方法 药物与CD是否形成包合物，除检查包封率外，还可根据药物的结构和性质，采用物相鉴别方法进行验证。主要有相溶解度法、显微镜成像法、X射线衍射分析法、差示扫描量热法（DSC）、薄层色谱法（TLC）、气相色谱法（GC）、紫外分光光度法（UV）、红外分光光度法（IR）、核磁共振法（NMR）等。本实验采用TLC和DSC。

三、仪器和试剂

1. 仪器 天平、差示扫描热分析仪、挥发油提取器、电动搅拌水浴锅、烘箱、具塞锥形瓶、磁子、量筒（100ml）、移液管（1ml）、抽滤装置、回流冷凝管、硅胶板、层析缸、定量毛细管、喷雾瓶。

2. 试剂 薄荷油（密度0.970~0.990g/ml，主要成分为薄荷醇，分子量156.27）、陈皮油（密度0.835~0.856g/ml，主要成分柠檬烯，分子量136.24）、β-环糊精、无水乙醇（AR）、石油醚（AR）、乙酸乙酯（AR）、香草醛-硫酸试液、蒸馏水等。

四、实验内容

（一）薄荷油-β-环糊精包合物

1. 处方

β-CD	4g
薄荷油	1ml
蒸馏水	50ml

2. 制备

（1）β-CD饱和水溶液的制备 取β-CD 4g置100ml具塞锥形瓶中，加入蒸馏水50ml，加热溶解，保温于50℃±1℃，备用。

（2）包合物的制备 精密量取薄荷油1ml，在磁力搅拌下缓慢逐滴滴入于50℃±1℃的β-

CD 饱和水溶液中，出现浑浊逐渐有白色沉淀析出，继续保温搅拌 1.5 小时，冷却至室温，待白色沉淀析出完全，抽滤至干，沉淀用无水乙醇 5ml 分 3 次洗涤，至表面近无油迹，将沉淀置干燥器中干燥，即得，称重。

3. 质量检查

（1）包合物的性状考察　观察其色泽、形态等外观。

（2）采用 TLC 法验证包合物的形成

1）硅胶 G 板的制备　按 1：3（g：ml）的比例取硅胶与 0.5% 羧甲基纤维素钠水溶液置于研钵中调匀，铺板，于 110℃ 活化 1 小时，备用。

2）样品的制备　取薄荷油 2 滴，加入石油醚 2ml 溶解为样品 a；取薄荷油 β-CD 包合物 0.5g，用石油醚 2ml 振摇，取上清液为样品 b；取包合物经挥发油提取器提取的包合物中的薄荷油 2 滴，加入石油醚 2ml 溶解为样品 c。

3）薄层色谱　取样品 a、b、c 各 10μl 点于同一硅胶板上，用石油醚-乙酸乙酯（15：85）为展开剂，展开，取出，晾干，喷以香草醛硫酸试液，在 100℃ 加热约 5～10 分钟烘干、显色，绘制薄层图谱，并对样品 a、b、c 的色谱进行比较。

（3）包合物的含油率、包合物中油的收率及包合物的收率的测定

1）精密量取薄荷油 1ml，置 250ml 圆底烧瓶中，加蒸馏水 100ml，再加入 β-CD 4.0g，混合均匀，用挥发油提取器提取薄荷油，用（提取量/加入量）×100%，作为提取校正因子。

2）称取相当于 1ml 薄荷油的包合物置 250ml 圆底烧瓶中，加蒸馏水 100ml，提取薄荷油，根据测定值，用式（13-1）、式（13-2）、式（13-3）计算包合物的含油率、包合物中油的收率及包合物的收率。

（二）陈皮油-β-环糊精包合物

1. 处方　根据预试验及文献资料，影响饱和水溶液法工艺的主要因素为油与 β-CD 的比例、油与水的比例、包合温度和搅拌时间。通过单因素考察对各因素水平进行了初步的筛选，按正交表 $L_9(3^4)$ 进行试验，以包合物的含油率为指标。因素水平表和试验安排如表 13-1 和表 13-2。

表 13-1　因素水平

水平	A	B	C	D
	油：β-CD	油：水	包合温度	搅拌时间
	（ml：g）	（ml：ml）	（℃）	（h）
1	1：6	1：80	40	1.0
2	1：8	1：100	50	1.5
3	1：10	1：120	60	2.0

表 13-2　正交试验表

试验列号	试验条件			
	A	B	C	D
1	1	1	1	1
2	1	2	2	2
3	1	3	3	3

续表

试验 列号	试验条件			
	A	B	C	D
4	2	1	2	3
5	2	2	3	1
6	2	3	1	2
7	3	1	3	2
8	3	2	1	3
9	3	3	2	1

2. 处方优化 按表13-1、表13-2安排，准确称取相应量的β-CD，加入适量蒸馏水，置磁力搅拌器上加热溶解，冷至相应的温度，精确吸取1.0ml陈皮油，用5ml乙醇稀释后加入圆底烧瓶，具塞，搅拌至相应时间后，停止搅拌，放冷至室温，抽滤至干，沉淀用无水乙醇5ml分3次洗涤，至表面近无油迹，将沉淀置干燥器中干燥，称重。包合物的含油率测定同薄荷油β-CD实验。根据试验结果进行方差分析，确定理论最佳包合工艺条件。

3. 包合工艺验证试验 按优选的最佳工艺试验3批，测出包合物的平均含油率，验证实际值与理论值的相符性。

4. 质量检查 对通过验证性试验确定的最优工艺制备出来的包合物进行以下质量检查。

（1）包合物的性状考察 观察其色泽、形态等外观。

（2）验证包合物的形成

1）TLC法

①硅胶板的制作 同薄荷油β-CD实验。

②样品的制备

样品a：陈皮油乙醇溶液。

样品b：陈皮油β-CD包合物加无水乙醇适量，振摇取上清液。

样品c：将包合物中的挥发油提取出来，配制成同样品a同浓度的溶液。

③TLC条件 用点样管各取样品10μl点于同一硅胶板上，用正己烷-三氯甲烷（40：1）为展开剂，展开15cm，取出，晾干，喷以香草醛硫酸试液，在100℃加热5~10分钟烘干、显色，绘制薄层图谱，并对样品a、b、c的色谱进行比较。

2）DSC法

①样品的制备

样品a：陈皮油。

样品b：β-CD。

样品c：陈皮油β-CD包合物。

样品d：按包合物中的比例称取陈皮油、β-CD，混合（物理混合物）。

②DSC条件 用α-Al_2O_3为参比物，称取等量的参比物与样品，静态空气为气体，测定量程为±100μV，升温速率为10℃/min。

③计算包合物中油的收率及包合物的收率 同薄荷油β-CD实验。

五、实验结果与讨论

1. 描述包合物的性状。

2. 计算包合物的含油率、油的收率和包合物收得率,填入表13-3。

表13-3 包合物的含油率、油的收率和包合物的收率

样品	含油率（%）	油的收率（%）	包合物的收率（%）
薄荷油包合物			
陈皮油包合物			

3. 包合物的验证。

（1）绘制分别制得的薄荷油包合物和陈皮油包合物的 TLC 图,叙述包合前后特征斑点与 R_f 值的情况,说明包合物是否形成。

（2）绘制陈皮油包合物的 DSC 图,比较包合前后与混合物的结果,说明包合物是否形成。

六、注意事项

1. 无水乙醇洗涤过滤物是为了去除未被包封的油,洗涤液不宜过量,否则影响含油率和包合物的收率。

2. 用 TLC 验证包合物时,要求点样的量适当并应放置待乙醇挥发完全后再展开。

3. 显色时,硅胶板的烘烤温度不宜过高,时间也不宜过长,否则薄层板易糊化变黑。

七、思考题

1. 包合物有何特点?哪些药物适合制成包合物,为什么?

2. 制备包合物的关键是什么?应如何进行控制?

3. 哪些方法可以用于包合物形成的验证?

4. 对实验室内不同组别数据进行对比,讨论分析实验成败的原因。

（李见春）

实验十四　微型胶囊的制备

一、实验目的和要求

1. 掌握用单凝聚法和复凝聚法制备微囊的基本原理、工艺及其操作要点。
2. 熟悉微囊的质量要求及其常规质量检查方法。
3. 了解影响微囊成形的因素。

二、实验原理

微型胶囊（microcapsule）简称微囊，系利用天然或合成的高分子材料（通称囊材），将固体药物或液体药物（通称囊心物）包裹成直径为 $1～250\mu m$ 的微小胶囊。药物微囊化后，具有缓释作用，可提高药物的稳定性，掩盖药物的不良气味和口味，降低药物对胃肠道的刺激性，减少复方药物的配伍禁忌，改善药物的流动性与可压性，使液态药物固体化。根据临床需要可将微囊制成散剂、胶囊剂、片剂、注射剂、软膏等。

微囊的制备方法很多，可归纳为物理化学法、化学法以及物理机械法三大类。可根据药物和囊材的性质、微囊的粒径和释放性能等要求选择制备方法。其中，单凝聚法和复凝聚法是物理化学法中比较简单的两种方法，常用于水不溶性固体或液体药物微囊的制备。

单凝聚法制备微囊的原理是利用凝聚剂（强亲水性电解质或非电解质）与高分子囊材溶液的水合膜中水分子结合，致使囊材的溶解度降低，在搅拌条件下自体系中凝聚成囊而析出。这种凝聚是可逆的，一旦解除促凝聚条件，就可发生解凝聚现象，需根据囊材性质进行固化。

复凝聚法的原理是利用带相反电荷的两种高分子材料作为复合囊材，在一定条件下因电荷中和而产生凝聚成囊。例如：明胶为蛋白质，在水溶液中，分子链上有—NH_2和—COOH 及其相应解离基团—NH_3^+与—COO^-，但其含正、负离子的多少，受介质 pH 的影响。当 pH 低于等电点时，—NH_3^+数目多于—COO^-，明胶分子带正电；反之，pH 高于等电点时，—COO^-数目多于—NH_3^+，明胶分子带负电。阿拉伯胶为多聚糖，在水溶液中，分子链上有—COOH 基团，可解离为—COO^-，而带负电。调节 pH 为 $4～4.5$ 时，阿拉伯胶分子带负电，与明胶所带正电电荷相反而发生络合形成复合物（即复合囊材），溶解度降低，在搅拌的条件下，自体系中凝聚成囊而析出。调节 pH 为 $8～9$ 时，加入固化剂甲醛与明胶发生胺醛缩合反应，可形成长久保持形状的微囊，该微囊不黏连、不凝固，不可逆。最后，洗去甲醛，干燥，即得球形或类球形的微囊。

复凝聚法制备微囊的工艺流程见图 14-1。

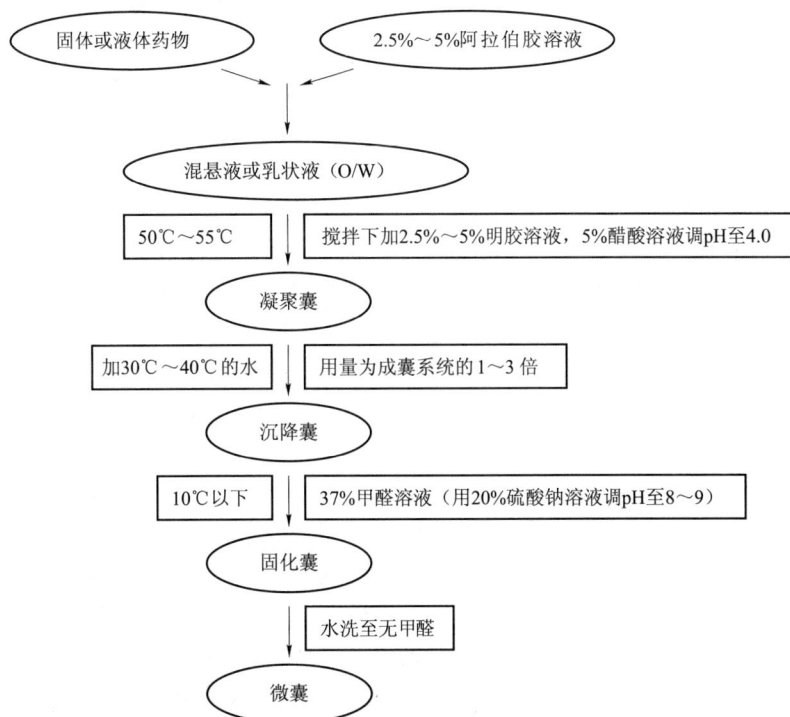

图 14-1 复凝聚法制备微囊的工艺流程

三、仪器和试剂

1. 仪器 电磁搅拌器、水浴锅、烧杯（500ml、250ml 及 50ml）、研钵、显微镜、托盘天平、温度计、笔式 pH 计等。

2. 试剂 A 型明胶、阿拉伯胶、磺胺二甲嘧啶（SM$_2$）、液状石蜡、37% 甲醛溶液、10%醋酸溶液、60% 硫酸钠溶液等。

四、实验内容

（一）液状石蜡微囊的制备（单凝聚法）

1. 处方

液状石蜡	3g
明胶	3g
10% 醋酸溶液	适量
60% 硫酸钠溶液	适量
37% 甲醛溶液	2～3ml
蒸馏水	适量

2. 制备

（1）明胶液的制备 称取明胶 3g，用 15ml 蒸馏水浸泡溶胀，于 60℃ 恒温水浴中不断搅拌，使完全溶解，保温备用。

（2）液状石蜡乳剂的制备 取液状石蜡 3g 于研钵中，加明胶溶液，研磨生成初乳，加蒸馏水至 90ml，用 10% 醋酸溶液调节 pH 为 3.5~3.8。取样置显微镜下观察。

（3）微囊的制备　将液状石蜡乳置烧杯中，于 50℃~55℃ 恒温水浴中保温，量取适量 60% 硫酸钠溶液，在搅拌下滴入液状石蜡乳中，置显微镜下观察，以成囊为度，根据所消耗的硫酸钠溶液的体积数，计算体系中硫酸钠的浓度。

（4）配制硫酸钠稀释液　硫酸钠稀释液的浓度由凝聚囊系统中硫酸钠浓度加 1.5% 而得，稀释液体积为凝聚囊系统总体积的 3 倍以上，稀释液温度为 10℃~15℃。

（5）制备沉降囊　将凝聚囊倾入硫酸钠稀释液中，使微囊分散，静置待微囊沉降完全，倾去上清液，用硫酸钠稀释液洗 2~3 次，除去多余的明胶，即得沉降囊。

（6）囊膜固化　将沉降囊混悬于 350ml 硫酸钠稀释液中，加 36%~37% 甲醛溶液 2.5ml，搅拌 15 分钟，用 20% 氢氯化钠溶液调节 pH 为 8.0~9.0，继续搅拌 1 小时，静置，待微囊沉降完全，倾去上清液，抽滤，用蒸馏水洗至无甲醛味，抽干，50℃ 以下干燥，即得液状石蜡微囊。

3. 注解

（1）凝聚成囊后，在不停止搅拌的条件下，立即计算硫酸钠稀释液的浓度。若硫酸钠凝聚剂用去 21ml，乳剂中蒸馏水为 60ml，体系中硫酸钠的浓度为 21ml×60%/81ml，即 15.6%，再增加 1.5%，则 17.1% 硫酸钠溶液为稀释液，用量为体系的 3 倍以上（350ml），稀释液温度 10℃~15℃，可保持成囊时的囊形。若稀释液的浓度过高或过低时，可使囊黏结成团或溶解。

（2）沉降的凝聚囊用稀释液反复洗涤，目的是除去未凝聚完全的明胶，以免加入固化剂时明胶交联形成胶状物。固化后的微囊可滤过，抽干，然后加入辅料制成颗粒，或者混悬于蒸馏水中放置，备用。

4. 质量检查

（1）性状　显微镜观察应为圆球形或椭圆形的封闭囊状物。

（2）微囊的大小　用带刻度标尺目镜的光学显微镜或库尔特记数器测定。即取少许湿微囊，加蒸馏水分散，盖上盖玻片（注意除尽气泡），用有刻度标尺（刻度已校正其每格的 μm 数）的目镜的显微镜，测量 600 个微囊，按不同大小计数。亦可将视野内的微囊进行显微照相后再测量和计数。

（二）磺胺二甲嘧啶（SM₂）微囊的制备（复凝聚法）

1. 处方

磺胺二甲嘧啶（SM₂）	1.2g
3% 明胶溶液	20ml
3% 阿拉伯胶溶液	20ml
10% 醋酸溶液	适量
37% 甲醛溶液	1.6ml

2. 制备

（1）胶液的配制　分别配制 3% 明胶溶液和 3% 阿拉伯胶溶液各 50ml。称取 A 型明胶 1.5g，用蒸馏水适量浸泡溶胀后，加热溶解，加蒸馏水至 50ml，搅匀，50℃ 保温，用 20% 氢氧化钠溶液调节 pH 至 7~8，备用。取蒸馏水 40ml 置小烧杯中，加阿拉伯胶粉末 1.5g，加热至 80℃ 左右，轻轻搅拌使溶解，加蒸馏水至 50ml。

（2）混悬　取研细的 SM₂ 细粉 1.2g 置 250ml 烧杯中，加入 3% 阿拉伯胶溶液 20ml，置 45℃ 水浴中，磁力搅拌，直至取样置显微镜下观察 SM₂ 分散均匀，再加入等温的 3% 明胶溶液

20ml，不断搅拌。取样置显微镜下观察。

（3）凝聚及固化　在不断搅拌下，滴加 10% 醋酸，调节混悬液 pH 至 3.8~4.1 即产生凝聚，用显微镜观察凝聚成囊的情况。凝聚后继续搅拌 5 分钟，加入 37℃ 蒸馏水 80ml 稀释，移去热水浴，使微囊混悬液的温度降至 25℃ 后，移置冰浴中，等温度降至 10℃ 以下后，加入 37% 甲醛溶液 1.6ml，固化 0.5~1 小时，然后加 20% 氢氧化钠溶液至 pH 9.0 左右。

（4）滤过　待微囊沉降完全，倾去上清液，抽滤，微囊用蒸馏水洗至无甲醛味，抽干，即得。

3. 注解

（1）复凝聚法制备的微囊，用 10% 醋酸溶液调 pH 是操作关键，应逐渐滴入，特别是接近 pH 4 左右时更应小心，并随时取样在显微镜下观察微囊的形成。

（2）制备微囊的过程中，始终伴随搅拌，但搅拌速度要适中，太慢微囊黏连，太快微囊变形，应以产生泡沫最少为度，必要时加入几滴戊醇或辛醇消泡，可提高收率。

（3）固化前，当降温接近凝固点时，微囊尤其容易黏连，故应不断搅拌并用适量水稀释。降低温度至 10℃ 以下才能加入甲醛，有利于改善交联固化效果。

（4）用氢氧化钠溶液调 pH 至 9.0 时，可增强甲醛与明胶的交联作用，缩短固化时间，使凝胶的网状结构孔隙缩小而提高热稳定性，有利于形成的微囊长久保持囊形。

（5）采用复凝聚法制备得到的微囊，应于 50℃ 左右将其烘干，不应在室温或低温下烘干，以免粘结成块。保存微囊的方法，应根据将要制成的剂型而定，如果制成的是固体剂型，可加适量的辅料制成颗粒干燥后保存；如果制成的是液体剂型，可暂时混悬于蒸馏水中保存。

4. 质量检查

（1）性状　显微镜观察应为圆球形或椭圆形的封闭囊状物。

（2）大小　用带刻度标尺目镜的光学显微镜或库尔特记数器测定。即取少许湿微囊，加蒸馏水分散，盖上盖玻片（注意除尽气泡），用有刻度标尺（刻度已校正其每格的 μm 数）目镜的显微镜，测量 600 个微囊，按不同大小计数。亦可将视野内的微囊进行显微照相后再测量和计数。

五、实验结果与讨论

1. 分别绘制单凝聚和复凝聚工艺制成的微囊形态图，并描述在显微镜下观察到的各制备工序中的形态与现象。

2. 将单凝聚法制备液状石蜡微囊的各成分投入量与测定结果记录于表 14-1。

表 14-1　液状石蜡微囊单凝聚法制备记录表

加入成分及用量		实验结果
A 型明胶	用量：	
液状石蜡	用量：	
10% 醋酸溶液	用量：	溶液 pH：
60% 硫酸钠溶液	用量：	体系中硫酸钠的浓度：
37% 甲醛溶液	用量：	
20% 氢氧化钠溶液	用量：	溶液 pH：
显微镜观察微囊		平均粒径（μm）：

3. 将复凝聚法制备 SM₂ 微囊的各成分投入量与测定结果记录于表 14-2。

表 14-2　SM₂ 微囊复凝聚法制备记录表

加入成分及用量		实验结果
3% 阿拉伯胶溶液	用量：	
3% 明胶溶液	用量：	
SM₂	用量：	
水	总量：	
10% 醋酸溶液	用量：	溶液 pH：
37% 甲醛溶液	用量：	
20% 氢氧化钠液	用量：	溶液 pH：
显微镜观察微囊		平均粒径（μm）：

六、注意事项

1. 液状石蜡微囊的制备

（1）液状石蜡乳的乳化剂为明胶，乳化能力不强，亦可将液状石蜡与明胶溶液 60ml，用乳匀机或组织捣碎机乳化 1~2 分钟，即制得均匀乳剂。

（2）60% 硫酸钠溶液（硫酸钠是含 10 分子结晶水的晶体），由于其浓度较高，温度低时易析出晶体，故应配制后加盖放置于 50℃ 保温备用。

（3）根据生产方法的不同，明胶有 A 型和 B 型之分，A 型明胶的等电点为 pH 7~9，B 型明胶的等电点为 pH 4.8~5.2。单凝聚法制备微囊，A、B 型均可。

2. 磺胺二甲嘧啶（SM₂）微囊的制备

（1）实验所用的水均应为蒸馏水或去离子水，以免因有离子存在而干扰凝聚。

（2）甲醛与明胶发生胺缩醛反应形成甲醛明胶而使囊膜固化，甲醛用量的多少能影响明胶的变性程度，亦可影响药物的释放速度。

七、思考题

1. 药物微囊化的目的何在？制备微囊的方法有哪些？各适用于什么范围？
2. 复凝聚法与单凝聚法制备微囊的基本原理是什么？
3. 复凝聚法与单凝聚法制备微囊的工艺关键点各是什么？
4. 微囊的形状、大小与哪些因素有关？在实验中应如何控制？

（罗海燕）

实验十五　微球的制备与质量评价

一、实验目的和要求

1. 掌握喷雾干燥法制备微球的方法。
2. 熟悉微球粒径、形态、载药量等质量检测的方法。
3. 了解微球制备的基本原理。

二、实验原理

微球（microsphere）是指药物溶解或分散于高分子载体材料中形成的骨架型微小球状或类球状实体，微球粒径范围一般为 1~500μm，一般制备成混悬剂供注射或口服用。药物制成微球后具有以下特点：①使药物浓集于靶区，提高疗效，降低毒副作用；②具有缓释和控释的性能；③提高药物的稳定性。

微球的载体材料分三类：①天然高分子材料，常用的有明胶、海藻酸盐、壳聚糖、蛋白类、羟乙淀粉、右旋糖酐及其衍生物等；②半合成高分子材料，多为纤维素衍生物，例如，乙基纤维素（EC）、甲基纤维素（MC）、羟丙甲纤维素（HPMC）等；③合成高分子材料，可用于制备注射微球，常用的有聚乳酸（PLA）、丙交酯乙交酯共聚物（PLGA）等。本实验选用壳聚糖作为载体材料，壳聚糖微球除具有亲水性能可以延长药物微粒在体内循环时间，还可以增加药物的包封率和载药量。

微球的制备方法很多，常见的有乳化-固化法、喷雾干燥法、液中干燥法等。本实验采用喷雾干燥法制备壳聚糖空白及载药微球。喷雾干燥法的基本原理是将被干燥的液体物料经雾化器分散成许多细小的液滴，进入流动的热空气流中，由于其总表面积极大，故干燥速度极快，在数秒内完成水分蒸发，具有瞬间干燥的特点。将药物、壳聚糖分别溶于冰醋酸/水中混合得到不同浓度的壳聚糖溶液，在惰性的热气流中喷雾，溶剂迅速蒸发，形成壳聚糖微球。该法既适用于水溶性药物又适用于疏水性药物壳聚糖微球的制备。

评价微球质量的指标有微球的形态、粒径及分布，微球的载药量及包封率、药物的释放速率、体内分布及稳定性考察、有机溶剂残留量、表面特性、生物相容性及生物降解性等。

三、仪器和试剂

1. 仪器　烧杯、电子天平、量瓶、磁力搅拌器、激光粒度测定仪、喷雾干燥仪、光学显微镜、紫外分光光度计等。

2. 试剂　氨茶碱、壳聚糖、乙酸、卵磷脂、吐温 80 等。

四、实验内容

(一)空白壳聚糖微球的制备

1. 处方

壳聚糖	0.5g
卵磷脂	0.5g
乙酸	1.43ml
吐温80	2滴
蒸馏水	适量

2. 制备

(1)制备方法　精密称取0.5g壳聚糖溶于一定量的蒸馏水中,精密量取1.43ml乙酸加入使最终浓度为0.5%,另取0.5g卵磷脂溶于少量蒸馏水中,将卵磷脂溶液缓慢滴加到壳聚糖溶液中(用磁力搅拌器进行搅拌),溶解后定容到100ml,最后加蒸馏水200ml,稀释至300ml,并滴加2滴吐温80。配制成待喷溶液,充分搅拌均匀,静置除去气泡后进行喷雾干燥。

(2)喷雾条件设定　进口温度为150℃,出口温度为80℃±2℃;进样速度为8ml/min;空气流量为600L/h。

3. 质量检查

(1)产率　收集微球称重,放置于盛有氯化钙的干燥器中。根据下式计算产率:

$$产率=(微球质量/溶液中总的固形物质量)\times100\% \tag{15-1}$$

(2)形态　取制得的壳聚糖微球少许,均匀涂布于载玻片上,滴加一滴生理盐水,用光学显微镜观察壳聚糖微球颗粒的形态,亦可观察粒径大小。

(3)粒径　用激光粒度测定仪对壳聚糖微球粉末进行粒度测定。

(二)氨茶碱/壳聚糖微球的制备

1. 处方

氨茶碱	0.5g
壳聚糖	0.5g
乙酸	1.43ml

2. 制备　称取处方量室温下真空干燥的氨茶碱,溶于300ml0.5%的壳聚糖乙酸溶液,经0.45μm的微孔滤膜过滤,将过滤后的溶液经蠕动泵(进样速度6ml/min)导入小型喷雾干燥器的双流向螺旋式喷嘴(直径0.7mm),控制气流量600L/h,进风温度为150℃,出风温度为81℃±2℃,喷雾干燥"一步"制成粉末微球,收集微球于盛有氯化钙的干燥器中放置备用。

3. 质量检查

(1)产率　收集微球称重,放置于盛有氯化钙的干燥器中。根据式(15-1)计算产率。

(2)形态　取制得的壳聚糖微球少许,均匀涂布于载玻片上,滴加一滴生理盐水,用光学显微镜观察壳聚糖微球颗粒的形态,亦可观察粒径大小。

(3)粒径　用激光粒度测定仪测定壳聚糖微球的粒度。

(4)载药量及包封率的测定

1)建立氨茶碱标准曲线　精密称取适量氨茶碱标准品50mg于100ml量瓶中,以pH 6.8磷酸缓冲溶液溶解并加至刻度摇匀,即得标准溶液贮备液(浓度为0.5mg/ml)。分别吸取上述标准贮备液各 200、400、600、800、1000μl，移入 50ml 量瓶中，以 pH 6.8 磷酸缓冲溶液定容至 50ml，得到浓度分别为 2.0、4.0、6.0、8.0、10.0μg/ml 的一系列浓度标准溶液。用紫外分光光度计在 275nm 波长处，分别测定吸光度 A，以吸光度 A 对浓度 C 进行线性回归，得标准曲线回归方程。

2）取喷雾干燥微球 28mg 样品，研磨，置于 100ml 量瓶中，加 pH 6.8 磷酸缓冲溶液至刻度，充分振摇混匀，过滤，弃其初滤液，取续滤液 4ml，移入 50ml 量瓶中，以磷酸缓冲溶液稀释至刻度，摇匀，按"标准曲线"项下的方法测定 A 值，根据标准曲线回归方程计算氨茶碱在溶液中的浓度。并按下式计算微球的载药量和包封率。

$$载药量 = （微球中药物的质量/称取微球的总质量）\times 100\% \qquad (15-2)$$

$$包封率 = （微球中药物的质量/微球药物加入质量）\times 100\% \qquad (15-3)$$

五、实验结果与讨论

1. 显微镜下拍微球形态照片，观察微球的形态，记录显微镜下最大、最多粒径（μm），填入表 15-1。

表 15-1　显微镜下观察的微球形态及粒径

微　球	形　态	最大粒径（μm）	最多粒径（μm）
空白壳聚糖微球			
氨茶碱/壳聚糖微球			

2. 计算微球的产率、载药量及包封率。
3. 分析粒度仪测定壳聚糖微球的粒度，并与显微镜观察的粒径结果比较。

六、注意事项

1. 按照喷雾干燥仪的使用步骤进行喷球，使用前注意喷雾干燥仪的清洗，彻底清除干燥室内及其他系统残留的粉尘，对各个管路进行彻底清洗杀菌，安装好雾化器；使用过程中必须保持进、排风温度稳定，药液的温度及浓度的稳定使得雾化状态良好。喷雾干燥仪停止工作时，要按照喷雾干燥仪使用步骤中的关机顺序关闭仪器并对喷雾干燥仪进行清洗。

2. 本实验采用喷雾干燥法制备壳聚糖微球。喷雾干燥法适用于热敏性药液干燥，大部分药材提取液浓缩至尚能流动的程度，均可采用本法干燥；但含黏性成分较多的提取液，干燥较困难。

3. 喷雾器的喷头越小，喷速越高，喷出雾滴越小，干燥越快。

七、思考题

1. 分析使用喷雾干燥法制备微球的优、缺点。
2. 喷雾干燥技术制备微球其创新体现在哪些方面？简述喷雾干燥法在制药领域的主要应用。
3. 微球的质量检查包括哪些方面？
4. 喷雾干燥法制备微球如何优化粒径？主要与哪些因素有关？本实验还有哪些方面有待改进？

（张维芬）

实验十六　贴剂的制备与经皮渗透试验

一、实验目的和要求

1. 掌握药物体外经皮渗透实验的方法。
2. 熟悉胶黏分散型经皮贴剂的制备方法；药物透皮参数的计算方法。
3. 了解经皮渗透试验中离体皮肤的处理方法。

二、实验原理

经皮给药系统（transdermal drug delivery system）系指经皮肤贴敷方式给药，药物经皮肤由毛细血管吸收进入全身血液循环并达到有效血药浓度，从而发挥全身治疗作用的一类制剂，主要剂型为贴剂。

药物通过皮肤渗透的体外实验是经皮给药系统开发必不可少的研究步骤，它可以预测药物经皮吸收特性，考察系统处方组成，筛选经皮吸收促进剂等，是药物经皮给药制剂有效性和安全性的前提保障。体外经皮渗透实验是将处理后的皮肤（或人工膜）固定在扩散池中，角质层面向供给室，于一定的时间间隔从另一侧的接收室内取样并测定浓度，计算药物透皮参数，分析药物经皮肤渗透的动力学。

皮肤由角质层、活性表皮、真皮、皮下组织和皮肤附属器官等组成。其中，角质层和活性表皮组成表皮层。药物通过表皮进入真皮被毛细血管吸收进入血液循环是经皮吸收的主要途径，而表皮层中角质层是药物透皮吸收的主要屏障。药物经皮扩散实验中皮肤的来源可以是人，也可是一些动物的皮肤如裸鼠、大鼠、豚鼠、乳猪等。

体外扩散实验常用单室扩散池、双室扩散池或者流通扩散池。改良的 Franz 扩散池是垂直的单室扩散池，常用于经皮给药制剂如软膏和透皮贴剂的经皮渗透速率测定，如图 16-1 表示。

离体皮肤的体外渗透实验有以下三个假设：①接收室应始终处于漏槽状态；②供给室药物的损失可忽略不计；③皮肤视为均一膜。在上述假设条件下，t 时刻药物通过皮肤扩散的累积量 M 对时间作图可得一直线，直线的斜率为药物的稳态经皮吸收速度（J_s）。药物透皮遵循的 Fick's 第一扩散定律可简化为下式：

$$M = \frac{KDC_0}{h}\left[t - \frac{h^2}{6D}\right] \tag{16-1}$$

式中，M 为单位面积药物渗透量，$\mu g/cm^2$；D 为药物在皮肤中的扩散系数，cm^2/h；K 为药物在皮肤/介质中的分配系数；h 为药物在皮肤中的扩散路径，cm；C_0 为供给室中饱和药物浓度，$\mu g/ml$。

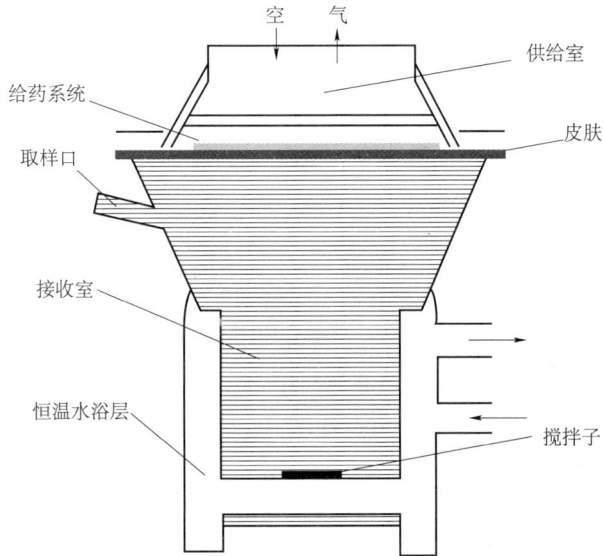

图 16-1 改良 Franz 扩散池示意图

对式（16-1）两边取微分得直线的斜率，即为 J_S，单位为 μg/（cm² · h）。药物的透皮速率与供给室中药物浓度成正比，公式如下：

$$J_S = \frac{dM}{dt} = \frac{DK}{h}C_0 \qquad (16-2)$$

对于特定的皮肤和介质来说，D、K 和 h 均为常数，所以令：

$$\frac{DK}{h} = P \qquad (16-3)$$

P 即为渗透系数，单位为 cm/s 或 cm/h，其大小由皮肤与药物的性质决定，即由 D、K 和 h 所决定，而与药物浓度无关，P 值大，表示药物容易透过皮肤。由式（16-2）和式（16-3）可推出：

$$P = \frac{J_S}{C_0} \qquad (16-4)$$

令式（16-1）中 $M = 0$，则直线与时间轴的交点处的时间为滞留时间（简称时滞 T_{Lag}），计算公式如下：

$$T_{Lag} = \frac{h^2}{6D} \qquad (16-5)$$

三、仪器和试剂

1. 仪器　电子天平、透皮扩散试验仪、恒温水浴箱、紫外-可见分光光度计、烧杯、手术剪刀、纱布、滤纸、微孔滤器、背衬材料、防黏膜等。

2. 试剂和材料　双氯芬酸钠、丙烯酸酯压敏胶、乙酸乙酯、氮酮、硫化钡、乙醇、生理盐水等。

3. 实验动物　雄性 Wistar 大鼠。

四、实验内容

(一) 双氯芬酸钠贴剂的制备

1. 处方

双氯芬酸钠	12.5g
丙烯酸酯压敏胶	416g
乙酸乙酯	适量
氮酮	12.5g

2. 制备 精密称取 12.5g 双氯芬酸钠、12.5g 氮酮及 416g 丙烯酸酯压敏胶溶于乙酸乙酯中,搅拌 2 小时以上使药物全部溶解,静置脱气泡,在防黏层上铺展,室温放置 20 分钟,再于 80℃ 干燥,挥去溶媒后取出,表面覆盖上背衬层,切割成 3.0cm×3.0cm 的贴片。

(二) 经皮渗透试验

1. 皮肤处理 取体重 180~220g 的雄性大鼠,脱颈椎处死后,立即用 8% 硫化钡脱去腹部皮肤毛,用手术剪刀剪取去毛皮肤,仔细剥离皮下脂肪组织,并用生理盐水反复冲洗,直至无浑浊为止。将鼠皮置于生理盐水中浸泡约 3 分钟,取出,滤纸吸干,备用。

2. 体外经皮渗透试验 采用改良 Franz 透皮扩散池装置,固定装置。接收室中以 30% 乙醇的生理盐水溶液为接收液。取鼠皮,将其真皮层一侧面向接收室,确保无气泡存在,剪去多余皮肤,将双氯芬酸钠贴剂揭去防黏层后将黏性面紧贴于离体鼠皮角质层一侧,盖上供给室。将扩散池置于恒温水浴循环箱中,保持 32℃±1℃,并于接收室内加入磁力搅拌子。电磁恒速搅拌(200~250r/min),分别于 2、4、6、8、10、12、14、24 小时于接收室中取样 8ml,并于取样后立即补充相等体积的接收液。取出接收液用 0.45μm 微孔滤膜过滤,弃去初滤液,用于测定双氯芬酸钠浓度。

3. 双氯芬酸钠浓度测定

(1) 双氯芬酸钠标准曲线的制备 精密称取干燥至恒重的双氯芬酸钠对照品 50mg,置 50ml 量瓶中,用水溶解并稀释至刻度,摇匀,得到质量浓度为 1mg/ml 的储备液。分别移取此储备液 0.2、0.5、1.0、2.0、3.0、4.0ml,置于 10ml 量瓶中,用水稀释至刻度,摇匀,制得 0.02、0.05、1、2、3、4mg/ml 系列浓度的双氯芬酸钠标准溶液,分别取上述不同浓度的双氯芬酸钠溶液用紫外-可见分光光度计进行测定,检测波长为 284nm,以吸光度 (A) 为纵坐标,质量浓度 (C,μg/ml) 为横坐标进行线性回归得标准曲线方程。

(2) 精密量取续滤液 5ml,按照《中国药典》(2015 年版) 四部通则 0401 紫外-可见分光光度法,测定各时间点取样溶液浓度 $C_{n实}$。

五、实验结果与讨论

1. 累计渗透量 (M) 的计算

(1) 用标准曲线回归方法计算双氯芬酸钠浓度,并用下式校正取样损失:

$$C_{n校} = C_{n实} + \frac{V}{V_0} \sum C_{(n-1)实} \qquad (16-6)$$

式中,$C_{n校}$ 为 n 时间点的校正浓度;$C_{n实}$ 为 n 时间点的实测浓度;V 为取样体积;V_0 为接收室中的接收液的总体积。

将实验结果记录在表 16-1 中。

表 16-1 实验结果记录

取样时间	实测浓度 $C_{n实}$	校正浓度 $C_{n校}$
t （h）	（μg/ml）	（μg/ml）

（2）计算单位面积的累积渗透量：

$$M = (C_{n校} \times V_0)/A \tag{16-7}$$

式中，A 为皮肤的有效扩散面积。

2. 经皮渗透曲线的绘制 以单位面积累积渗透量（M）为纵坐标，时间（t）为横坐标，绘制双氯芬酸钠经皮渗透曲线。将曲线尾部的直线部分反向延长线与横坐标相交，求得时滞 T_{Lag}（h）。如图 16-2 所示。

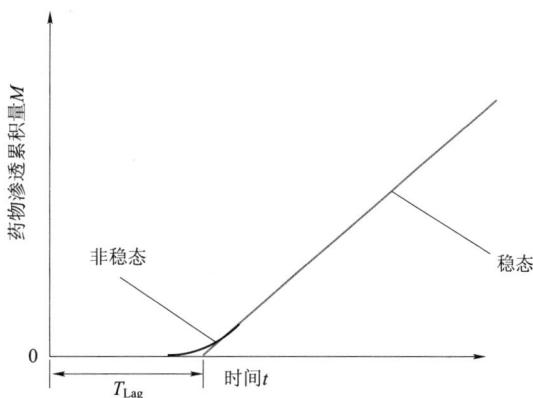

图 16-2 药物累积渗透量与扩散时间关系图

3. 渗透速率与渗透系数的计算 将渗透曲线尾部的直线部分的 M-t 数据进行线性回归，求得直线斜率即为渗透速率 J_s，单位为 μg/（cm^2·h）。按式（16-4）可求得渗透系数 P（单位为 cm/h）。

六、注意事项

1. 透皮参数的计算是以三个假设的理想状态为前提，因此需要仔细设计实验使之与理想条件尽可能接近。如为了满足漏槽条件，接收液种类的选择，接收液取样体积和时间的设计应满足接收液中药物浓度始终小于饱和溶解度的 10%；难溶性药物可加入增溶剂；供给室添加药物结晶可维持药物浓度于饱和状态。

2. 如欲获得去角质层皮肤，则可在剥离皮肤之前，将裸鼠四肢固定，用封胶带均匀贴在欲除去角质层的皮肤上，然后揭去胶带，如此反复操作 30~50 次，即可除去角质层。

七、思考题

1. 比较裸鼠全皮和去角质层皮肤的通透性能。
2. 分析影响药物渗透速率和渗透系数的因素有哪些。

（杜　倩）

实验十七　脂质体的制备与包封率测定

一、实验目的和要求

1. 掌握薄膜分散-挤出法制备脂质体的工艺。
2. 掌握被动、主动载药法制备载药脂质体。
3. 掌握动态光散射（DLS）检测脂质体粒径的方法。
4. 掌握用阳离子交换色谱法去除游离药物及测定脂质体包封率的方法。

二、实验原理

脂质体（liposome）是由两亲性分子磷脂与（或不与）附加剂为骨架膜材制成的具有双分子层结构的闭合囊泡。胆固醇也具有两亲性，与磷脂混合使用，可制得稳定的脂质体，其作用是调节双分子层的流动性，减低脂质体膜的通透性。其他附加剂有十八胺、磷脂酸等，能改变脂质体表面的电荷性质，影响脂质体粒径、包封率、体内动力学相关参数等。

脂质体可分为三类：①多室（层）脂质体，以薄膜分散法制得，粒径约为 400~3500nm，显微镜下可观察到多层结构；②单层脂质体，包括：大单室脂质体，粒径约为 200~1000nm，用乙醚注入法制的脂质体多为这一类；小单室（层）脂质体，粒径为 20~50nm，需经超声波处理；③多囊脂质体，是以磷脂混合甘油、不饱和脂质等为膜材，采用乳化-蒸发法制得，具有良好缓释作用。

脂质体的制法有多种，根据药物的性质或需要进行选择。①薄膜分散法：操作简便，可形成多室脂质体，经超声处理后得到小单室脂质体，但包封率较低。②注入法：是将磷脂等膜材料溶于乙醚或乙醇中，在搅拌下慢慢滴于水性介质中，蒸去有机溶剂，继续搅拌，即可形成脂质体。③逆相蒸发法：将磷脂溶于有三氯甲烷/乙醚（1∶3，V/V）中，再按 3∶1（V/V）比例与含药缓冲液混合，乳化，形成 W/O 乳剂，然后减压缓慢蒸去有机溶剂即可形成脂质体，该法对于水溶性药物可达 60% 包封率。④乳化-冻干法：以溶有磷脂（乳化剂）的环己烷/三氯甲烷（3∶1，V/V）为油相（O），溶有蔗糖等冻干保护剂的缓冲溶液为水相（W），乳化形成乳剂，立即冻干，再水化冻干品，即形成脂质体。⑤去污剂透析法：采用水溶性表面活性剂将磷脂以胶束形式增溶于缓冲溶液，以等渗溶液透析去除表面活性剂，则形成脂质体，适用于蛋白、多肽药物。

在制备载药脂质体时，根据药物装载的机制不同，可分为"主动载药"与"被动载药"两大类。所谓"主动载药"，即通过脂质体内外水相的不同离子梯度进行载药，主要有 H^+ 梯度（即 pH 梯度）、硫酸铵梯度等，该法对于两亲性药物脂质体包封率高。所谓"被动载药"，即在形成脂质体过程同时完成载药。对于脂溶性的、与磷脂膜亲和力高的药物，"被动载药"

法较为适用。

脂质体的评价指标有粒径及分布、荷电性（ζ电位）、包封率、释药速率等。脂质体的粒径、包封率是衡量脂质体质量的两个重要指标。粒径可用动态光散射仪（DLS）测定，包封率测定方法主要有分子筛层析法、超速离心法、超滤法等。

本实验采用阳离子交换树脂法测定包封率。阳离子交换树脂法是利用离子交换作用，将荷正电的未包进脂质体中的药物（即游离药物），如本实验中的游离的小檗碱，被阳离子交换树脂吸附除去。而包封于脂质体中的药物（如小檗碱），由于脂质体荷负电荷，不能被阳离子交换树脂吸附，从而达到分离目的，用以测定包封率。

三、仪器和试剂

1. 仪器 旋转蒸发仪、烧瓶、烧杯、恒温水浴锅、磁力搅拌器、5ml 针筒注射器、玻璃棉、0.8μm 微孔滤膜、容量瓶、紫外分光光度仪、激光粒度测定仪（DLS）、光学显微镜等。

2. 试剂 盐酸小檗碱、豆磷脂、胆固醇、无水乙醇、95% 乙醇、磷酸氢二钠、磷酸二氢钠、氯化钠、枸橼酸（$C_6H_8O_7 \cdot H_2O$）、枸橼酸钠（$Na_3C_6H_5O_7 \cdot 2H_2O$）、碳酸氢钠、阳离子交换树脂等。

四、实验内容

（一）空白脂质体的制备

1. 处方

豆磷脂	50mg
乙醇	2ml
10mmol/L 磷酸盐缓冲液	适量
制备脂质体	5ml

2. 制备

（1）10mmol/L 磷酸盐缓冲液（PBS，pH 7.4）的配制 称取磷酸氢二钠 0.994g，磷酸二氢钠 0.36g，氯化钠 7.6g，加蒸馏水适量溶解，稀释至 1000ml，即得。

（2）脂质体制备 ①称取处方量磷脂于 50ml 圆底烧瓶中，加无水乙醇 2ml，搅拌使溶解，置于旋转蒸发仪中，30℃减压旋转，除去有机溶剂，使磷脂在底烧瓶壁形成薄膜；②加入 4ml PBS，30℃旋转 20 分钟，水化形成脂质体。③将脂质体分散液转移至 5ml 量瓶中，加 PBS 至刻度，混匀，即得。④取 2ml 脂质体，以 5ml 注射器挤出，过 0.8μm 微孔滤膜挤出，微孔滤膜过滤 10 遍，进行整粒。

3. 质量检查

（1）显微观察 以毛细管取少量未过膜脂质体样品，在油镜下观察，画出所见脂质体形态、结构，记录最多和最大的脂质体的粒径。再取少量挤出过膜脂质体样品，在油镜下观察，画出所见脂质体形态、结构，记录最多和最大的脂质体粒径。

（2）粒径测定 取 1ml 过膜后样品于比色皿，置于动态光散射仪，在 25℃检测平均粒径及分散指数（DPI）。

（二）被动载药法制备盐酸小檗碱脂质体

1. 处方

豆磷脂	50mg

盐酸小檗碱	5mg
无水乙醇	2ml
PBS	适量
制成脂质体	5ml

2. 制备

（1）盐酸小檗碱溶液的配制　称取处方量的盐酸小檗碱于烧杯中，加4ml PBS配成溶液。

（2）制备小檗碱脂质体　取处方量豆磷脂于50ml圆底烧瓶中，加2ml无水乙醇，以"空白脂质体的制备"项下方法制备磷脂薄膜，加入配制好的盐酸小檗碱PBS溶液，30℃旋转20分钟，水化形成脂质体，转移至5ml量瓶中，加PBS至刻度，混匀，即获得"被动载药"法制备的小檗碱脂质体。

3. 质量检测

（1）显微观察　以毛细管取少量脂质体样品，在油镜下观察，画出所见脂质体形态、结构，记录最多和最大的脂质体的粒径。

（2）粒径测定　取1ml过膜后样品于比色皿，置动态光散射仪，在25℃检测平均粒径及分散指数（DPI）。

（3）测定药物的包封率。

（三）主动载药法制备盐酸小檗碱脂质体

1. 处方

豆磷脂	50mg
盐酸小檗碱	5mg
乙醇	2ml
0.1mol/L枸橼酸盐缓冲液（pH 4）	2ml
0.3mol/L碳酸钠溶液	1ml
制成脂质体	约5ml

2. 制备

（1）0.1mol/L枸橼酸盐缓冲液（pH4）的配制　称取枸橼酸（$C_6H_8O_7 \cdot H_2O$）13.76g，枸橼酸钠（$Na_3C_6H_5O_7 \cdot 2H_2O$）10.15g，置于1000ml烧杯中，加水溶解，稀释至1000ml，混匀，于30℃水浴保温备用。

（2）0.3mol/L碳酸钠溶液（pH9）配制　称取碳酸钠25g，置于1000ml烧杯中，加水溶解并稀释至1000ml，混匀，即得。

（3）空白脂质体制备　称取磷脂50mg，置于50ml圆底烧瓶，加2ml无水乙醇溶解，置旋转蒸发仪中，30℃减压旋转，除去乙醇，于圆底烧瓶壁成膜后，加入30℃的枸橼酸盐缓冲液2ml，旋转水化20分钟，形成脂质体，所得脂质体溶液通过0.8μm微孔滤膜10遍，进行整粒。

（4）主动载药　将过膜后脂质体转移至西林瓶中，置于恒温电磁搅拌器上，温度控制在40℃，在100r/min搅拌条件下，先加入1ml小檗碱溶液（1mg/ml），随后加入1ml 0.3mol/L碳酸钠溶液溶解，密封，继续恒温搅拌20分钟，随后立即用冷水降温，即得。

3. 质量检查

（1）显微观察　以毛细管取少量脂质体样品，在油镜下观察，画出所见脂质体形态、结构，记录最多和最大的脂质体的粒径。

（2）粒径测定　取 1ml 样品，置于动态光散射仪，在 25℃检测平均粒径及分散指数（DPI）。

（3）测定药物的包封率。

（四）盐酸小檗碱脂质体包封率的测定

1. 阳离子交换树脂分离柱的制备　称取已处理好的阳离子交换树脂适量，装于底部已垫有少量玻璃棉的 5ml 注射器筒中，加入 PBS 水化过的阳离子交换树脂，自然滴尽 PBS，即得。

2. 柱分离度的考察

（1）盐酸小檗碱与空白脂质体混合液的制备　精密量取 1mg/ml 盐酸小檗碱溶液 0.1ml，置小试管中，加入 0.2ml 空白脂质体，混匀，即得。

（2）对照品溶液的制备　取（1）中制得的混合液 0.1ml 置 10ml 量瓶中，加入 95% 乙醇 6ml，振摇使之溶解，再加 PBS 至刻度，摇匀，过滤，弃去初滤液，取续滤液 4ml 于 10ml 量瓶中，加 PBS 至刻度，摇匀，得对照品溶液。

（3）样品溶液的制备　取（1）中制得的混合液 0.1ml 上样于分离柱，待柱顶部的液体消失后，放置 5 分钟，仔细加入 PBS（注意不能将柱顶部离子交换树脂冲散），进行洗脱（约需 2~3ml PBS），同时收集洗脱液于 10ml 量瓶中，加入 95% 乙醇 6ml，振摇使之溶解，再加 PBS 至刻度，摇匀，过滤，弃取初滤液，取续滤液为样品溶液。

（4）空白溶媒的配制　取 95% 乙醇 30ml，置 50ml 量瓶中，加 PBS 至刻度，摇匀，即得。

（5）分离度的计算　以空白溶媒为对照，在 345nm 波长处分别测定样品溶液与对照品溶液的吸光度，计算柱分离度 S，分离度 S 要求大于 0.95。

$$S = 1 - \left(\frac{A_{sam}}{A_{con} \times 2.5} \right) \tag{17-1}$$

式中，A_{sam} 为样品溶液的吸光度，A_{con} 为对照品溶液的吸光度，2.5 为对照品溶液的稀释倍数。

3. 包封率的测定　精密量取盐酸小檗碱脂质体 0.1ml 两份，一份置 10ml 量瓶中，按"柱分离度考察"项下（2）进行操作，另一份置于分离柱顶部，按"柱分离度考察"项下（3）进行操作，所得溶液于 345nm 波长处测定吸光度 A，按下式计算包封率 EE（%）。

$$EE\% = \frac{A_L}{A_T} \times 100\% \tag{17-2}$$

式中，A_L 为通过分离柱后收集脂质体中盐酸小檗碱的吸光度，A_T 为盐酸小檗碱脂质体中总的药物吸光度。

五、实验结果与讨论

1. 绘制显微镜下脂质体的形态图，从形态上看，分析"脂质体""乳剂"及"微囊"有何差别。

2. 记录显微镜下可测定的脂质体的最大和最多粒径，以及动态光散射仪测定的平均粒径及 DPI 值，填入表 17-1 中。

表 17-1 脂质体粒径检测

脂质体类别	最大粒径（μm）	最多粒径（μm）	平均粒径（μm）	DPI
空白脂质体				
挤出过膜后空白脂质体				
被动法载药脂质体				
主动法载药脂质体				

3. 计算柱分离度与包封率。

4. 以包封率为指标，对"主动载药"与"被动载药"法制备的盐酸小檗碱脂质体评价方法的优劣。

六、注意事项

1. 旋转蒸发法制备磷脂膜时，除溶剂不宜过快，以形成尽量薄的磷脂膜。

2. 水化过程中保证所有脂质水化而无脂质块。

3. 水浴保温时，也应注意随时轻摇，只需保证体系均匀即可，无需剧烈振摇，用冷水冷却过程中，也应轻摇。

4. "主动载药"过程中，加药顺序一定不能颠倒，加 3 种液体时，随加随摇，确保混合均匀，保证体系中各部位的梯度一致。

七、思考题

1. 简述以脂质体作为药物载体的机制和特点，讨论影响脂质体形成的因素。

2. 如何提高脂质体对药物的包封率？

3. 包封率测定方法如何选择？本实验所用的方法与"分子筛法""超速离心法"相比，有何优缺点？

4. 设计一个有关脂质体的实验方案，本实验方案还有哪些方面有待改进？

（王　汀）

实验十八　单硝酸异山梨酯缓释制剂的制备与释放度测定

一、实验目的和要求

1. 掌握缓释制剂释放度的测定方法及要求。
2. 熟悉缓释制剂的基本原理与设计方法。

二、实验原理

缓释制剂（sustained-release preparation）系指用药后能在机体内缓慢释放药物并在较长时间内维持有效血药浓度的制剂，药物的释放多数情况下符合一级或 Higuchi 动力学过程。缓释制剂的种类很多，按给药途径有口服、肌注、透皮及腔道用制剂等。口服缓释制剂在人体胃肠道的转运时间一般可维持 8~12 小时，根据药物用量及药物的吸收代谢性质，其作用时间可达 12~24 小时，患者每日口服 1~2 次。

缓释制剂改善药物的有效性和安全性，可减少普通剂型给药后血药浓度的峰谷比，从而具有降低药物的毒副作用发生率和强度及减少给药频率等优点。单硝酸异山梨酯在临床上主要用于心绞痛的预防和治疗，其 $t_{1/2}$ 约 5 小时，制成缓释制剂可以减少血药浓度的波动，并减少服药次数，方便患者长期服用。本实验制备单硝酸异山梨酯溶蚀性骨架微丸胶囊和水凝胶骨架片，通过延缓药物的溶出和扩散达到缓释的目的。

缓释制剂的释放度测定：所用仪器和方法同一般制剂的溶出度测定。一般采用 3 个取样点作为药物释放度的标准。第一个点为开始 0.5~2 小时的取样时间点，主要考察制剂有无突释效应；第二个点为中间时间取样点，用于确定释药特性；最后的取样时间点，用于考察释药是否完全。本实验用市售单硝酸异山梨酯片进行溶出度测定。而用自制缓释制剂进行释放度测定。将两者的结果进行比较，以评价缓释作用。

三、仪器和试剂

1. 仪器　高速剪切热熔制粒机、手工胶囊填充板、单冲压片机、溶出仪、高效液相色谱仪及色谱工作站、烘箱、电子天平、微量注射进样器（25μl）、移液管（1ml，2ml，5ml）、洗耳球、烧杯（50ml）、注射器（5ml）、微孔滤膜滤器、量瓶（25ml）、药筛（16 目，20 目，40 目，80 目，100 目）、研钵及杵棒。

2. 试剂　单硝酸异山梨酯、预胶化淀粉、石蜡、单硬脂酸甘油酯、磷酸氢钙、羟丙甲纤维素（HPMC）K4M、硬脂酸、乳糖、微粉硅胶、硬脂酸镁、乙醇、蒸馏水、0.22μm 微孔滤膜、称量纸。

四、实验内容

（一）单硝酸异山梨酯缓释胶囊的制备

1. 处方

表 18-1　单硝酸异山梨酯缓释胶囊的组成

成　分	1 粒含量（mg）	50 粒含量（g）
单硝酸异山梨酯	60	3.0
预胶化淀粉	16	0.8
石蜡	100	5.0
单硬脂酸甘油酯	16	0.8
磷酸氢钙	120	6.0

2. 制备　单硝酸异山梨酯及辅料经适当粉碎后分别过 20 目筛，取处方量的单硝酸异山梨酯及辅料，置于已经预热（初始水浴温度为 55℃±1℃）的制粒机内，控制升温速率为 1℃/min，使温度缓慢升高至 60℃±1℃。将物料加入制粒机内，启动搅拌桨，初始转速为 300r/min，随着黏合剂开始熔融，将转速调整至 800r/min。待微丸初步成形，停止加热，继续搅动至适宜粒度及圆整度，取出，冷却，筛分，取 16~40 目微丸，填入胶囊（每粒胶囊填入相当于单硝酸异山梨酯 60mg 的微丸），即得。

（二）单硝酸异山梨酯缓释片的制备

1. 处方

表 18-2　单硝酸异山梨酯缓释片的组成

成分	1 片含量（mg）	50 片含量（g）
单硝酸异山梨酯	60	3.0
HPMC K4M	100	5.0
硬脂酸	80	4.0
乳糖	60	3.0
微粉硅胶	1%	1%
硬脂酸镁	1%	1%

2. 制备　将药物及辅料粉碎，过 100 目筛（HPMC K4M 过 80 目筛），备用；取乙醇适量，加蒸馏水配制成 75% 乙醇溶液；取处方量单硝酸异山梨酯、HPMC K4M、硬脂酸及乳糖置于乳钵中，加 75% 乙醇适量制软材，过 20 目筛制湿颗粒；将湿颗粒在 45℃的烘箱里烘至水分≤2%，得干颗粒；以 20 目筛整粒，称重，加入微粉硅胶及硬脂酸镁，混匀后压片，即得。

（三）单硝酸异山梨酯缓释制剂释放度的测定

1. 标准曲线的制备　精密称取单硝酸异山梨酯对照品 25mg，以 pH 6.8 磷酸盐缓冲液（PBS）溶解并定容至 25ml，分别量取此溶液 0.5、1.0、1.5、2.0、2.5、3.0、3.5ml 置 25ml 量瓶中，加 pH 6.8 PBS 定容，摇匀，得单硝酸异山梨酯系列标准溶液。分别取此系列标准溶液 20μl，照高效液相色谱法（HPLC）测定，色谱条件：十八烷基硅烷键合硅胶色谱柱（柱温为室温），甲醇-水（25∶75）为流动相，检测波长为 210nm，流速 1.0ml/min。以峰面积对浓度（μg/ml），按最小二乘法进行回归分析，得到标准曲线回归方程。

2. 释放度的测定 取单硝酸异山梨酯缓释胶囊 1 粒，用水润湿囊壁，待囊壁软化后，小心将其剥去，称定重量，进行释放度实验。

取单硝酸异山梨酯市售常规片、单硝酸异山梨酯缓释胶囊 1 粒或缓释片 1 片（抛片之前测定片重），按照《中国药典》（2015 年版）四部通则 0931 溶出度与释放度测定法第一法（篮法），释放介质为 pH 6.8 PBS 900ml，温度 37℃±0.5℃，转速为 100r/min。依法操作，经 1、2、4、6、8 小时分别取样 5ml，同时补加同体积释放介质，样品经微孔滤膜滤过，取续滤液 20μl 进样，以 HPLC 法测定，记录峰面积，代入标准曲线方程计算药物浓度。

$$释放量 = \frac{C \times D}{标示量} \times 100\% \tag{18-1}$$

式中，C 为溶出介质中药物浓度，μg/ml；D 为溶出介质的体积，ml。

五、实验结果与讨论

将释放度测定结果填于表 18-3。绘制累积百分释放量-时间曲线图（纵坐标为累积释放量，横坐标为时间），并结合实验结果进行讨论。

表 18-3 缓释制剂的累积释放量（%）

样 品	缓释胶囊					缓释片				
取样时间（h）	1	2	4	6	8	1	2	4	6	8
稀释倍数										
测得浓度（μg/ml）										
累积释放量（%）										

六、注意事项

1. 对所用的溶出度测定仪，应预先检查其是否运转正常，并检查温度、转速的控制等是否精确。

2. 样液用微孔滤膜过滤时，应注意滤膜安装是否正确。

3. 如测得浓度超过标准曲线的线性范围，需稀释后重新测定。

七、思考题

1. 试比较并分析单硝酸异山梨酯市售常规片、缓释片剂和缓释胶囊的溶出及释放曲线。

2. 普通单硝酸异山梨酯片在上述实验条件下 30 分钟释放量应大于标示量的 80%，单硝酸异山梨酯缓释片在 1、4、8 小时的释放量应分别达到标示量的 15%~40%、40%~75% 与 75% 以上。请参照这两项指标对所制备的缓释制剂做出评价。

3. 设计口服缓释制剂时主要考虑哪些影响因素？

4. 缓释制剂的释放度实验有何意义？如何使其具有实用价值？

（孟胜男）

实验十九　挤出-滚圆成丸法
制备微丸与包衣

一、实验目的和要求

1. 掌握挤出-滚圆法制备微丸的原理和操作。
2. 掌握流化床微丸包衣的原理和操作。

二、实验原理

微丸剂（micropills）是指直径约为1mm，一般不超过2.5mm的小球状口服制剂。制药工业中制备的微丸常在0.5~1.5μm。微丸可装入胶囊或压成片剂供临床使用。通过不同的处方及制备方法，可制成速释、缓释或其他用途的微丸制剂。

1. 微丸剂的优点　微丸剂是一种多单元剂量分散型剂型，即一个剂量往往由多个分散的单元组成，通常一个剂量由几十至几百个小丸组成，与其他单剂量剂型相比，具有如下优点。

（1）微丸剂剂量倾出分散化，服用后可广泛分布在胃肠道内，使药物生物利用度增大的同时对胃肠道的刺激性减少。

（2）直径小于2mm的微丸，即使当幽门括约肌闭合时，仍能通过幽门，所以基本不受食物输送节律影响。

（3）微丸剂的释药行为是组成一个剂量的各个小丸释药行为的总和，个别小丸在制备上的失误或缺陷不致于对整体制剂的释药行为产生严重影响，因此在释药规律的重现性、一致性方面优于缓释片剂。

（4）几种不同释药速率的小丸可按需要制成胶囊，服后能维持较长作用时间，血药浓度平稳、不良反应发生率低。

（5）由不同小丸组成的复方胶囊，可增加药物稳定性，提高疗效，降低不良反应，而且生产时便于控制质量。

（6）外形美观，流动性好，粉尘少。

2. 微丸的制备过程　常用的微丸制备方法包括滚动成丸法、挤压-滚圆成丸法和离心-流化造丸法。本实验采用最常用的挤压-滚圆成丸法，分如下四步完成。

（1）湿料的制备（造粒）　将药物与辅料混合均匀，加入合适的溶剂作为凝结剂或黏合剂，将粉料制成具有一定可塑性的湿润均匀的物料，或将湿料经造粒机制成湿颗粒。

（2）挤压过程　将第一步制成的塑形湿料或湿粒置于挤压机内，经螺旋推进或碾滚的挤压方式将湿料通过具一定直径的筛或孔，压挤成圆柱形条状挤出物。

（3）滚圆成丸过程　将上述挤出物推卸在滚圆机的自转摩擦板上，挤出物则被分散成长短相当于其直径更小的圆柱体，由于摩擦力的作用，这些塑形圆柱体物料在板上不停地滚动，逐渐滚成圆球形。

（4）微丸的干燥 常用干燥方式包括室温干燥、烘箱内干燥、流化床干燥及冷冻干燥。

微丸制备完成后，可经包衣技术得到不同释药速度和释药部位的包衣微丸，实现速释、缓释、控释的设计目的。微丸的包衣与片剂包衣方法类似，本实验选用流化床进行微丸的包衣。

三、仪器和试剂

1. 仪器 天平、螺旋挤压机、滚圆机、流化床、磁力搅拌器等。

2. 试剂 布洛芬、微晶纤维素、羟丙甲纤维素、十二烷基硫酸钠、丙烯酸树脂 NE 30D、吡咯烷酮 K30、丙二醇、滑石粉和蒸馏水等。

四、实验内容

（一）布洛芬微丸的制备

1. 处方

布洛芬	5.0g
微晶纤维素	45.0g
羟丙甲纤维素	0.45g
十二烷基硫酸钠	1.0g
水	适量

2. 制备

（1）将所有辅料粉碎过筛 60 目，布洛芬过筛 100 目。

（2）按处方量称取处方中各原辅料，混合均匀，加入适量黏合剂，制软材。

（3）将制成的软材置于挤压机（筛孔 0.8mm）内，经螺旋推进方式将湿料通过筛孔（挤出速度 10r/min），压挤成圆柱形条状挤出物。

（4）将上述挤出物推卸在滚圆机的自转摩擦板上，转速为 950r/min，滚圆 2 分钟，滚成圆球形，流化床 40℃干燥即得。

（二）布洛芬微丸的包衣

1. 包衣液处方

丙烯酸树脂 NE 30D	25.0g
丙二醇	0.75g
吡咯烷酮 K30	0.5g
滑石粉	0.75g
水	23g

2. 包衣

（1）按上述处方配制包衣液，磁力搅拌器搅拌均匀。

（2）将 30g 干燥的布洛芬微丸置于流化床中，雾化压力 0.15MPa，进风温度 45℃，物料温度 35℃，包衣液流速 1.0~1.5r/min。

（3）待包衣增重达到 28%，停止包衣液的喷雾，在流化床中 50℃加热老化。

（4）筛选 30~40 目微丸作为合格微丸。

（三）布洛芬微丸的质量评价

1. 流动性 测定布洛芬微丸的休止角，评价其流动性。

采用固定圆锥体底法测定布洛芬微丸的休止角。将待测物料均匀地注入圆盘中心，直至物料形成圆锥体并沿圆盘边缘自由落下为止，测定圆盘半径（R）和圆锥体的高度（H），按照式（19-1）计算休止角或用量角器测定休止角，根据休止角评价其流动性。

$$\operatorname{tg}\alpha = H/R \tag{19-1}$$

2. 释放度 释放度考察以评价其缓释作用。

（1）标准曲线的制作　精密称定干燥至恒重的布洛芬对照品 50mg，置 50ml 量瓶中，用 0.4% NaOH 溶液溶解并稀释至刻度，摇匀。精密吸取上述溶液 1.0、3.0、5.0、7.0、9.0ml 分别置 10ml 量瓶中，用 0.4% NaOH 溶液稀释至刻度，摇匀。于 265nm 处测定吸光度 A，以吸光度 A 对浓度回归，求出标准曲线方程。

（2）释放度的测定　按照《中国药典》（2015 年版）四部通则 0931 溶出度与释放度测定法测定。取适量布洛芬包衣微丸，采用溶出度测定法桨法的装置，以磷酸盐缓冲液（取磷酸二氢钾 68.05g，加 1mol/L 氢氧化钠溶液 56ml，用水稀释至 10000ml，摇匀，pH 应为 6.0）900ml 为释放介质，温度为 37℃±0.5℃，转速为 50r/min，经 0.15、0.5、0.75、1.0、1.5、2.0、3.0、4.0、5.0、7.0、9 和 12 小时分别取样 10ml，同样补加同体积释放介质，样品经 0.45μm 微孔滤膜，取续滤液 5ml，按照高效液相色谱法测定，将峰面积代入标准曲线中计算样品药物浓度。按照下式计算累计释放百分率。

$$\text{Rel} = (n \times V \times C)/G \times 100\% \tag{19-2}$$

式中，Rel 为累计释放百分率；n 为稀释倍数；V 为取样体积；C 为按照标准曲线计算的样品浓度；G 为实验用微丸所含布洛芬量。

根据实验取样时间所对应的释放百分率绘制释放曲线；对释放曲线进行一级方程、Higuchi 方程、零级方程的拟合，做出评价。

五、实验结果与讨论

1. 测定布洛芬微丸的休止角，根据式（19-1）进行计算。

2. 根据式（19-2）计算各时间点布洛芬微丸累计释放百分率，填入表 19-1。

表 19-1　布洛芬微丸不同时间点累计释放百分率

	取样时间点（h）											
	0.15	0.5	0.75	1.0	1.5	2.0	3.0	4.0	5.0	7.0	9.0	12.0
累计释放百分率（%）												

六、注意事项

1. 黏合剂用量直接影响微丸质量，应注意控制其用量。

2. 包衣增重影响药物的释放速度，应注意控制包衣液的用量。

七、思考题

1. 微丸剂有何特点，常用的制备方法有哪些？
2. 请根据微丸特点，设计出具有不同释药速度的含微丸胶囊剂，并分析其释药原理。
3. 常用的缓释包衣材料有哪些？如何制备出不同释药速度的微丸？

（赵永星）